神经系统疾病
定位诊断与治疗

SHENJING XITONG JIBING

DINGWEI ZHENDUAN YU ZHILIAO

窦　鹏　编著

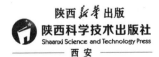

陕西新华出版

陕西科学技术出版社

Shaanxi Science and Technology Press

—— 西安 ——

图书在版编目（CIP）数据

神经系统疾病定位诊断与治疗 / 窦鹏编著. — 西安：
陕西科学技术出版社，2024.4
ISBN 978-7-5369-8931-3

Ⅰ．①神… Ⅱ．①窦… Ⅲ．①神经系统疾病－诊疗
Ⅳ．①R741

中国国家版本馆CIP数据核字（2024）第078571号

神经系统疾病定位诊断与治疗
窦　鹏　编著

责任编辑　高　曼
封面设计　宗　宁

出 版 者　陕西科学技术出版社
　　　　　西安市曲江新区登高路1388号陕西新华出版传媒产业大厦B座
　　　　　电话（029）81205187　传真（029）81205155　邮编710061
　　　　　http//www.snstp.com
发 行 者　陕西科学技术出版社
　　　　　电话（029）81205180 81206809
印　　刷　陕西隆昌印刷有限公司
规　　格　710mm×1000mm　16开
印　　张　12.25
字　　数　210千字
版　　次　2024年4月第1版
　　　　　2024年4月第1次印刷
书　　号　ISBN 978-7-5369-8931-3
定　　价　88.00元

窦 鹏

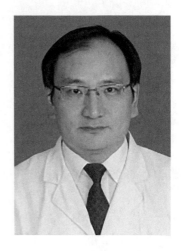

　　副主任医师，淄博市张店区中医院神经内科主任。兼任北京神经变性病学会会员，山东省卒中学会常务理事、卒中与头痛分会副主任委员，山东预防医学会卒中预防与控制分会委员，山东省心功能研究会脑血管与心功能专业委员会委员，淄博市医学会高血压多学科联合会委员，淄博市中西医结合学会脑心同治专业委员会常务委员，淄博市抗癫痫研究会第二届理事会理事。

　　主要从事脑血管病、神经系统脱髓鞘疾病、神经系统感染性疾病、神经系统变性病、神经系统遗传性疾病、脊髓疾病、肌肉疾病、周围神经疾病、运动障碍性疾病、癫痫，以及其他神经内科疾病的诊疗工作，对神经内科疑难重症有较多研究，同时擅长急危重症患者的抢救与监护工作。曾至首都医科大学宣武医院、首都医科大学附属北京天坛医院、山东大学齐鲁医院、山东省立医院等多家医院进修学习，积累了丰富的临床经验。发表《前列地尔为主治疗椎基底动脉供血不足35例疗效观察》《尼莫地平和依达拉奉治疗高血压性脑出血的疗效对比研究》《巴曲酶联合低分子肝素对急性脑梗死患者血浆纤维蛋白原的影响》等论文多篇，拥有实用新型专利和外观设计专利多项。曾获"淄博市优秀医师""淄博市广播电视台先进工作者""淄博市'两好一满意'质量明星""淄博市医疗急救工作先进个人""张店区优秀医师"等荣誉称号，参加"淄博市医疗急救技能大赛"荣获三等奖。

神经系统疾病是严重威胁人们生命健康的常见病,患者常伴随运动、感觉、认知等不同方面的功能障碍,这些都给患者和家属的生活造成了极大的困扰。随着现代医学的快速发展,疾病诊疗的各种新理论与新技术层出不穷。其中,定位诊断在神经系统疾病诊断中占据着至关重要的地位,也是近年来神经系统疾病诊治研究的重点。同时,许多疾病治疗方法的操作也更加规范,在疗效方面有了很大改善。

社会背景的不断更新对神经科医师提出了更高的要求,使其感受到夯实理论基础并提高诊治水平的必要性和紧迫性。为此,本人特编写《神经系统疾病定位诊断与治疗》一书,旨在推动神经科医师不断提高自身工作能力,更好地为患者服务。

本书立足于临床实际,首先介绍神经系统疾病的诊断原则,并单独阐述定位诊断与定性诊断。其次着重论述神经系统疾病定位诊断的临床依据,即主要症状与体格检查。主要症状包括意识障碍、认知障碍、头痛、视觉障碍、步态异常等;体格检查包括一般检查、脑神经检查、运动系统与感觉系统检查、反射检查,以及神经心理检查。最后展开介绍神经系统疾病的诊断与治疗,着重体现定位诊断在临床中的应用,内容涵盖脑梗死、阿尔茨海默病、帕金森病、癫痫、急性脊髓炎、三叉神经痛、重症肌无力等。本书内容精炼、结构新颖、层次分明,在体现内容科学性与权威性的同时,保证了实用性与可操作性的统一,适合广大神经科医师阅读使用。

　　本书在编写过程中,虽力求尽善尽美,但因个人编写能力及时间有限,书中出现不足之处在所难免,望广大读者提出宝贵意见,以便进一步修改完善。

窦　鹏

淄博市张店区中医院

2023 年 10 月

目录 CONTENTS

第一章　神经系统疾病的诊断原则

一、基本诊断

神经系统疾病的诊断依靠临床医师对神经系统疾病的认识和对有关症状与体征的了解，作为神经专科医师，首先要判断患者主诉及其所表现的症状与体征是否为真正的神经系统损害。例如患者主诉为全身酸痛、四肢无力，表面上看起来是神经系统损害，但仔细询问病史并进行体格检查后，可能发现实为上呼吸道感染；又如患者主诉为上肢疼痛伴活动受限，则可能是肩周关节疾病病变所致。诸如此类，看似为神经系统损害，实际可能是其他系统受损的表现，这是神经系统疾病诊断过程中应当注意并加以鉴别的问题。

一旦确定为神经系统损害后，应进一步分析，这种损害是原发性损害还是继发性损害。临床上脑栓塞和子痫2个疾病并非少见，前者可在数秒或数分钟内出现肢体运动障碍或伴有语言障碍，后者则可突然出现意识障碍伴四肢强直性抽搐。在临床表现看来，这2种症状均提示为神经系统损害，但仔细分析产生该症状的原因后可发现，并非原发的神经系统损害，而是全身性疾病引发的继发性神经系统损害。

确定为神经系统损害后，应根据神经系统解剖知识和生理功能进一步判断病变所在部位与范围，即定位诊断。在基本明确病变部位的基础上，再结合病史、体格检查以及相应的辅助检查，综合判定疾病产生的原因与病理改变，即定性诊断。

遵循疾病诊断的基本原则，运用正确的临床思维方法，并且在诊断过程中重视证据、调查研究以及验证，有助于尽早地作出正确的临床诊断，减少误诊的发生。神经系统疾病的临床诊断更强调病变定位的内容，通常以病变部位作为划分疾病的主线，然后再以定性的方式串联各种疾病。

二、定位诊断

尽管定位诊断在神经系统疾病诊断中非常重要,但不可孤立进行。首先,一定要结合病史、体格检查来相互补充、印证,综合考虑。疾病发生后,随着时间的推移,病变范围会逐渐扩大,症状和体征也会从无到有、从轻到重、由少到多地表现出来。一般来说,越早出现的症状和体征,对判断病变部位的价值可能越大。其次,并不是所有出现的症状和体征都具有定位意义,所以在实践过程中,谨慎运用神经解剖和生理知识进行真伪辨别也至关重要,正确鉴别定位症状与体征有助于作出客观、正确的诊断。

定位诊断以神经系统解剖与生理功能为基础,但想要精确地识别临床上错综复杂的症状与体征,甚至对病变侵及的范围及对周围结构的影响有所了解,仅凭定位诊断是不够的,还需结合影像学检查、电生理检查以及其他辅助检查。

神经系统病变的部位依其受损的范围,大致可分为局灶性病变、多灶性病变、弥漫性病变以及系统性病变 4 类:①局灶性病变是指病变只累及神经系统某个局限部位,如面神经炎、桡神经麻痹、脊髓炎等。②多灶性病变是指神经系统损害 2 个或 2 个以上的部位或系统,如多发性硬化、急性播散性脑脊髓炎等。③弥漫性病变通常指病变部位较广泛,临床表现错综复杂,如脑炎、肿瘤颅内转移等。④系统性病变一般指某些神经功能系统(锥体束、脊髓丘脑束)的神经细胞或纤维变性,如运动神经元病、运动障碍病等。神经系统不同部位病变都有其特点,列举如下。

(一)大脑半球

刺激性病灶常可引起癫痫发作,破坏性病灶可造成神经系统的缺失症状或体征。一侧大脑半球出现病变可引起病灶对侧偏身瘫痪、偏身感觉障碍、偏盲等。额叶损害主要表现为强握反射、局限性癫痫、表达性失语失写、认知障碍等症状;顶叶损害主要为中枢性感觉障碍、失读、失用等;颞叶损害主要表现为感觉性失语、象限盲、精神运动性癫痫等;枕叶损害主要表现为视野缺损、皮质盲、癫痫发作伴视觉先兆等。此外,半球深部基底节若受到损害,可以出现肌张力改变、运动异常、震颤等锥体外系症状。

(二)脑干

若病变在一侧中脑和脑桥,则出现患侧周围性脑神经麻痹和对侧肢体瘫的交叉性运动障碍;若在一侧延髓,则出现患侧面部及对侧偏身痛温觉减退的交叉性感觉障碍。脑干两侧或弥漫性损害时常引起四肢瘫、双侧锥体束征以及脑干上行性网状激活系统受损而引起的意识障碍。

(三)小脑

小脑病变常引起小脑性共济失调、眼球震颤、构音障碍以及肌张力降低等症状，小脑蚓部和半球病变可分别引起躯干和同侧肢体的共济失调。小脑急性病变较慢性小脑病变症状明显，因后者可发挥代偿机制。

(四)脊髓

脊髓的半侧损害可导致脊髓半切综合征，表现为病变平面以下对侧痛温觉减退或丧失，同侧上运动神经元性瘫痪和深感觉减退或丧失。横贯性脊髓损害常出现损伤平面以下截瘫或四肢瘫、传导束型的感觉障碍，以及括约肌功能障碍等运动、感觉和自主神经3种功能障碍。脊髓损害的范围可依据运动障碍、感觉障碍的最高平面、深浅反射的改变和自主神经功能的障碍大致确定。

另外，还有脊髓的选择性损害，如亚急性联合变性仅有锥体束与后索损害症状，又如肌萎缩侧索硬化症可出现锥体束和前角损伤症状。脊髓受损的部位、性质、起病缓急等因素与其症状、体征、演变过程是紧密联系的。

(五)周围神经

周围神经受损后可出现相应支配区内运动、感觉和自主神经症状，如下运动神经元性瘫痪、腱反射减弱或消失、感觉障碍以及自主神经障碍等。不同部位和程度的脊神经损害可出现不同的症状，可能以感觉症状为主，如股外侧皮神经炎仅股外侧皮肤疼痛、麻木或感觉缺失；也可能以运动症状为主，如桡神经麻痹感觉障碍较轻，主要表现为垂腕。多发性神经病的运动、感觉和自主神经功能障碍则呈四肢远端对称性。

(六)肌肉病变

肌肉是运动效应器，按病变部位可分为肌肉本身病变和神经-肌肉接头处病变。肌无力是最常见的症状，还有肌肉萎缩、肌肉假性肥大以及肌痛等，无明显的感觉障碍。

三、定性诊断

定性诊断建立在定位诊断基础之上，将年龄、性别、病史特点、体征以及各种辅助检查结果结合在一起进行分析。病史中应特别重视起病情况和病程特点，一般而言，急性发病应考虑血管病变、急性炎症、外伤以及中毒等；发病缓慢、逐渐恶化、病程中无明显缓解现象时，多为肿瘤或变性疾病；间歇性发作则多为癫痛、偏头痛或周期性瘫痪等；病程中出现缓解与复发交替发病时，常为多发性硬化的表现。神经系统主要几类疾病的临床特点列举如下。

(一)脑血管病

脑血管病起病急骤，神经功能缺失症状在发病后数分钟至数天达到高峰，多见于既往常有高血压、动脉粥样硬化、心脏病、糖尿病及高脂血症等病史的中老年人。神经系统症状表现为头痛、头晕、呕吐、肢体瘫痪、意识障碍、失语等。脑动脉瘤或血管畸形未破裂前可无任何症状，如年轻患者突然出现头痛、脑膜刺激征者可考虑本病，CT 检查、MRI 检查、数字减影血管造影等影像学检查有助于病因诊断。

(二)感染性疾病

感染性疾病起病多呈急性或亚急性，病情多于数日至数周内至高峰，少数患者病情在 2 天内达高峰，呈暴发型起病。伴有畏寒发热、外周血白细胞计数升高或红细胞沉降率增快等全身感染中毒的症状，神经系统检查显示播散性病变。外周血和脑脊液的微生物学、免疫学、寄生虫学等有关检查可发现特异性或非特异性炎症变化及病原学证据。

(三)变性病

变性病起病及病程进展缓慢，呈进行性加重，主要侵犯某一系统。如阿尔茨海默病主要侵犯大脑皮质，主要表现为认知障碍；帕金森病主要累及中脑黑质单胺神经元，以肌张力增高和运动障碍为主要表现。通常发生于老年人，如阿尔茨海默病常于 60 岁以后起病，但有些变性病也可见于青壮年，如运动神经元病。

(四)脱髓鞘疾病

脱髓鞘疾病起病通常呈急性或亚急性，病程呈缓解和复发交替，病灶分布弥散。某些患者起病缓慢并进行性加重，如脊髓型多发性硬化等。脑脊液检查、MRI 检查以及视听诱发电位检查有助于确定病灶性质。

(五)肿瘤

肿瘤多起病缓慢，病情呈进行性加重。但某些恶性肿瘤或转移瘤发展迅速，病程较短。颅内肿瘤除头痛、呕吐、视盘水肿等颅内压增高的征象外，也常出现局灶性症状体征，如肢体麻木和瘫痪、癫痫发作等。除原发肿瘤外，还应注意部分颅内转移癌可无局灶性神经症状，脑脊液检查可有蛋白含量增加，有时可检出肿瘤细胞，颅脑 CT 检查、MRI 检查有确诊价值。有时还应根据需要做颅脑以外部位的等检查以发现转移瘤的原发灶。

(六)外伤

患者多有外伤史,起病较急。值得注意的是,老年人可能无明确外伤史或外伤较轻,但经过一段时间后会出现神经系统的症状体征,如慢性硬膜下血肿。要详细询问外伤经过,以区别其是否先发病而后受伤,如癫痫发作后或脑卒中发作后的头部外伤,X线检查和CT检查可发现颅骨骨折、脊柱损伤或脑挫裂伤等。

(七)代谢和营养障碍性疾病

患者或患有代谢障碍疾病,或有引起营养或代谢障碍的病因,如偏食、呕吐、胃肠切除术后等。通常发病缓慢,病程较长,除神经系统症状外常有其他脏器如肝肾等损害证据。代谢和营养障碍引起的神经症状常较固定,如维生素 B_1 缺乏常发生多发性神经病,维生素 B_{12} 缺乏常发生亚急性联合变性等。

(八)中毒

患者可有杀虫剂、重金属等接触史,癌症放化疗、一氧化碳中毒史,药物滥用或长期大量服药史,如苯妥英钠、减肥药等。诊断中毒时必须结合病史调查和必要的化验检查方能确定。起病可呈急性或慢性,可出现急慢性脑病、多发性神经病、共济失调等症状和体征。

(九)产伤、先天异常以及遗传性疾病

临床上常见的围产期损伤有缺血缺氧性脑病、颅内出血等,病情轻者可无任何症状,严重时出生后常见嗜睡、痫性发作、呼吸困难等。出生前数周或数月有缺氧损害,出生时或出生后即出现慢性脑病表现。神经系统遗传病发病多在儿童与青少年时期,患者常有家族史。

(十)系统性疾病伴神经系统损害

神经系统症状定位与系统疾病有密切关系。许多内分泌疾病、心血管疾病、呼吸系统疾病、肝脏或肾脏病等均可并发神经系统损害,可同时出现脑、脊髓、周围神经、肌肉等损害或不同症状的组合,起病形式多样。

第二章　神经系统疾病主要症状

一、意识障碍

从医学与心理学的角度出发,意识可定义为大脑对外界环境和自身状况的感知理解能力,可通过言语、躯体运动和行为表达出来,是脑干网状上行激动系统和大脑半球皮质神经元的中枢整合机构协同作用的一种生理活动。当脑干网状上行激动系统受抑制或大脑皮质被广泛性损害时,患者觉醒程度降低,意识内容减少或混乱导致其对环境刺激的应答能力发生改变,即意识障碍。

(一)分类

1.以觉醒度改变为主的意识障碍

以觉醒度改变为主的意识障碍主要为网状上行激动系统和大脑皮质被广泛损害导致,按严重程度可分为3级。

(1)嗜睡:意识障碍的早期表现,程度较浅,表现为睡眠时间延长,睡眠程度深,但能被唤醒,醒后能进行正确的交谈和执行指令,对环境识别能力较差,反应迟钝,停止刺激后又继续入睡。

(2)昏睡:较嗜睡程度深的觉醒障碍,表现为一般的外界刺激不能使其觉醒,需经高声呼唤或其他较强烈刺激可有短暂觉醒,在持续强烈刺激下能睁眼、躲避、呻吟,可简短回答提问,基本反射活动存在,刺激减弱后很快陷入睡眠状态。

(3)昏迷:最严重的意识障碍,患者意识完全丧失,各种感觉刺激不能使其觉醒,无目的性自主活动,无自发睁眼,生理反射可正常、减弱或消失,生命体征稳定或发生改变,按严重程度可分为3级:①浅昏迷,意识完全丧失,无自发言语及目的性活动。对较强的疼痛刺激可有痛苦表情及回避动作,但不能觉醒,如压眶上缘可出现痛苦表情和躲避反应,脑干反射(瞳孔对光反射、咳嗽反射、角膜反射和吞咽反射)尚存在,生命体征尚平稳。②中昏迷:对外界一般刺激无反应,对强烈的疼痛刺激可有防御反射活动,脑干反射明显减弱,病理反射阳性,腱反射亢进,大小便潴留或失禁,呼吸循环功能已有变化。③深昏迷:对任何刺激全无反应,全身肌肉松弛,瞳孔散大,眼球固定,脑干反射消失,腱反射消失,四肢瘫痪,大小便多失禁,生命体征出现明显改变,呼吸、脉搏不规则,血压可下降,患者处于濒死状态。

2.以意识内容改变为主的意识障碍

以意识内容改变为主的意识障碍由大脑皮质病变造成,主要包括意识模糊与谵妄状态。

(1)意识模糊:较轻的意识障碍,表现为情感淡漠和思睡,时间、地点定向力障碍,注意力减退,知觉和思维错乱,随意活动减少,言语不连贯,对外界刺激可有低于正常水平的反应。常见于老年性脑梗死、代谢性脑病、系统感染、精神创伤、高龄患者术后、药物过量以及某些营养缺乏的患者。

(2)谵妄状态:又称急性精神错乱状态,患者对外界的反应和认识能力均下降,主要表现为注意力涣散,定向力障碍,言语增多,思维不连贯,多存在觉醒-睡眠周期紊乱,常有错觉和幻觉产生,有激惹、紧张,甚至冲动攻击行为。病情波动,昼轻夜重,可持续数小时至数天,发作时意识障碍明显,间歇期可完全清楚。谵妄状态常见于脑炎、脑膜炎、脑血管病、脑外伤以及代谢性脑病。此外,内环境紊乱、化学中毒、药物或酒精摄入过量以及戒断也可引起。

3.以意识范围改变为主的意识障碍

(1)蒙眬状态:意识范围缩小、意识清晰度下降的状态。患者对狭窄而孤立的意识范围内的各种刺激能够感知,并完成某种连续的行动,可出现定向障碍,片段的错觉、幻觉、妄想。患者常呈发作性,突发突止,多为数分钟至数小时,发作时常有深度睡眠,恢复后对病中的情形仅能片段回忆或完全遗忘,蒙眬状态多见于癫痫和癔症。

(2)漫游性自动症:以不具有妄想、幻觉和情绪改变为特点,是意识蒙眬的特殊形式,在睡眠和觉醒状态下均可发生,分别称梦游症和神游症。患者在发作期间可表现无目的、与当时情形不相符合,甚或无意义的动作,如无目的地徘徊、机械地重复日常生活中的简单动作等。这种现象都是突然发生,持续短暂而又突然消失,清醒后丧失记忆。漫游性自动症多见于癫痫、癔症、急性应激障碍。

4.特殊类型的意识障碍

(1)去皮质综合征:大脑皮质广泛损害导致皮质功能丧失,而皮质下功能仍保留。患者双眼凝视或无目的活动,但不能完成追寻动作,无任何自发言语,呼之不应,貌似清醒,对外界刺激无反应,存在时间紊乱的睡眠-觉醒周期。患者缺乏随意运动,但光反射、角膜反射,甚至咀嚼动作、吞咽、防御反射均存在,原始反射活动可保留。腱反射亢进,肌张力增高,锥体束征阳性。有特殊身体姿势称为去皮质强直,表现为双上肢、腕及手指屈曲内收,双下肢伸直,足跖屈。

(2)植物状态:脑干功能相对保留而大脑半球严重受损的一种状态,表现为患者完全丧失对自身及外界的认知功能,呼之不应,与外界不能沟通,有自发或反射性睁眼及视物追踪,吸吮、咀嚼、吞咽等原始反射可存在,大小便失禁。有觉醒-睡眠周期,但可能缺乏昼醒夜眠节律,觉醒期和睡眠期持续时间长短不定。

(3)无动性缄默症:又称睁眼昏迷,由脑干上部及网状激活系统受损导致,而大脑半球及其传出通路正常。患者存在觉醒-睡眠周期,可留意周围的环境及人物,貌似清醒,但无法活动和言语,尿便失禁,肌张力减低,无锥体束征。无动性缄默症常见于脑干梗死。

(二)发生机制

意识的完整需要机体的觉醒状态,觉醒则需要脑干网状结构和大脑皮质的相互作用。猫的动物模型实验证实,动物的脑桥与中脑间切断时,动物呈睡眠样状态,脑电呈现同步节律;延髓与脑桥之间切断时,动物清醒,脑电的同步节律消失。此研究证实,觉醒需要中脑和间脑网状结构的相互作用,中脑可作为更高级神经中枢的驱使中枢以唤醒大脑皮质的意识功能。若没有中脑网状结构的参与,大脑皮质将处于被唤醒状态,脑电图显示与常人无异,但对各种刺激没有反应,这种现象称为"醒状昏迷"。中脑的网状结构可以上升到间脑并投射到大脑皮质;或上升到下丘脑经基底节到达前脑的底部和边缘系统;或经脑干正中的缝隙核和蓝斑,弥散地投射到大脑皮质,通过这3条途径激活大脑半球的皮质功能,使之唤醒。反之,中脑网状结构又通过丘脑的其他核群抑制大脑半球的皮质功能。因此,中脑的网状上升激活系统通过丘脑的激活或抑制调节大脑皮质的功能活动。

网状结构是一群小神经细胞的网状连接,其调节功能可能与中枢神经元的递质分泌有关。中枢的乙酰胆碱和单胺系统的去甲肾上腺素、5-羟色胺在觉醒和觉知的网络调节中起主要介质作用,应特别注意。例如抗毒蕈碱药常抑制意识,而胆碱能抑制剂毒扁豆碱能逆转胆碱能性脑病。脑干的蓝斑是去甲肾上腺素能神经中枢,凡作用于去甲肾上腺素和5-羟色胺能的药物均为影响觉醒的神经药物。

综上所述,意识的存在依赖神经解剖结构完整的基础,特别是中脑及以上水平的解剖结构的完整性,以及神经递质传递的正常调节。凡破坏上述神经解剖结构或阻断正常神经递质的通路,均将出现不同程度的意识障碍。

从神经解剖基础研究出发,认识意识与意识障碍,有学者提出多层面的意识概念与不同解剖结构有关:①觉醒的基本结构是脑干的网状核和由这些小细胞发出的具有不同神经递质的神经纤维所组成的上行网状激活系统、外丘脑通路,以及下丘脑和前脑底部的突触;②觉醒状态下的调节记忆、注意、情绪和高级认知功能与杏仁核相关;③前额叶皮质和楔前叶与自身感受和认知异常有关,楔叶前部和前额叶皮质与颞顶皮质的连接和前舌回是静息状态下意识清除模式的代表区;④额-顶连接与维持知晓、注意、行为选择以及信息贮存有关,该连接的任何损害均可产生意识障碍;⑤丘脑是接收信息并将信息转送到皮质,起到意识信息的转运站作用,同时它在调节皮质活动中起到关键作用,因此丘脑和皮质两者之间代表了更高级的认知过程。此外,丘脑网状核控制了丘脑皮质的同步化。

意识障碍的发生,必须是因神经解剖的完整性受损,神经递质的失衡或递质传递阻断所致。全身代谢性疾病、全脑性低氧性缺血、低血糖、低渗透压状态、酸中毒、碱中毒、氨中毒、尿毒症、高钙血症、药物中毒以及维生素 B_1 缺乏等均可出现意识障碍。每 100 g 脑组织血流量突然降到 12～15 mL/min 时,即可发生昏厥、意识丧失;若持续降至 8～10 mL/min,则可能因持续昏迷而导致细胞死亡。此外,血糖浓度低于 2.0 mmol/L,血氨水平升至正常值的 5～6 倍,血液 pH 低于7.0 的各种酸中毒,体温高于 41 ℃ 或低于 30 ℃ 等均可发生意识障碍,但这些因素都必须在上述解剖结构受累后才会发生。而药物中毒导致中毒性脑病引起的意识障碍则与神经通路中神经递质阻断有关。

(三)诊断评估

1.行为学检查

行为学检查在很大程度上降低了依靠临床经验进行意识评估的误诊率,具有简便快捷、重复性强、即时评估等优势,成为初步评估意识障碍患者意识水平的首选方法。意识障碍常用的行为学检查量表列举如下。

(1)格拉斯哥昏迷量表:项目简明、操作简单、易于推广,是外伤和急救中心使用最广泛的意识评估工具(表 2-1)。

表 2-1　格拉斯哥昏迷量表

项目	患者反应	评分
睁眼反应	自动睁眼	4
	听到言语命令时患者睁眼	3
	刺痛时睁眼	2
	刺痛时不睁眼	1
运动反应	能执行简单口令	6
	刺痛时能指出部位	5
	刺痛时肢体能正常回缩	4
	刺痛时患者身体出现异常屈曲(去皮质状态)(上肢屈曲、内收内旋,下肢伸直、内收内旋,踝跖屈)	3
	捏痛时患者身体出现异常伸直(去大脑强直)(上肢伸直、内收内旋,腕指屈曲,下肢伸直、内收内旋,踝跖屈)	2
	刺痛时患者毫无反应	1
言语反应	能正确回答问话	5
	言语错乱,定向障碍	4
	说话能被理解,但无意义	3
	能发声,但不能被理解	2
	不发声	1

　　评分标准:总分为 15 分,最低分 3 分。①8 分以下为重度损伤,预后差;②9～11 分为中度损伤;③≥12 分为轻度损伤。≤8 分提示有昏迷,≥9 分提示无昏迷,数值越低预示病情越重。

　　(2)改良后昏迷恢复量表:主要用于区分意识障碍患者细微的行为差别,并可监测意识恢复情况,对植物状态和最小意识状态临床鉴别诊断具有重要作用(表 2-2)。

表 2-2　改良后昏迷恢复量表

项目	患者反应	评分
听觉	对指令有稳定的反应	4
	可重复执行指令	3
	声源定位	2

续表

项目	患者反应	评分
听觉	对声音有眨眼反应(惊吓反应)	1
	无	0
视觉	识别物体	5
	物体定位:够向物体	4
	眼球追踪性移动	3
	视觉对象定位(>2秒)	2
	对威胁有眨眼反应(惊吓反应)	1
	无	0
运动	会使用物体	6
	自主性运动反应	5
	能摆弄物体	4
	对伤害性刺激定位	3
	回撤屈曲	2
	异常姿势	1
	无	0
言语	表达可理解	3
	发声、发声动作	2
	反射性发声动作	1
	无	0
交流	功能性(准确的)脱离最小意识状态	2
	非功能性(意向性的)脱离最小意识状态	1
	无(植物状态)	0
唤醒度	能注意	3
	能睁眼	2
	刺痛下睁眼	1
	无	0

评分标准:总分为 23 分,最低分 0 分。满分代表功能正常,0 分代表功能消失,得分越高表示意识水平和功能水平越高。

(3)全面无反应量表:去除了格拉斯哥昏迷量表言语反应项目,回避了气管插管或伴有各种失语对意识障碍的影响,增加了对脑干反射、呼吸功能的评估,是格拉斯哥昏迷量表的有效补充。有助于鉴别低意识障碍状态,亦可用于排除闭锁综合征(表2-3)。

表2-3　全面无反应量表

项目	患者反应	评分
眼部反应	睁眼或被动睁眼后,能随指令追踪或眨眼	4
	睁眼,但不能追踪	3
	闭眼,但较强的声音刺激时睁眼	2
	闭眼,但疼痛刺激时睁眼	1
	闭眼,对刺激无反应	0
运动反应	能完成竖拇指、握拳、V形手势指令	4
	对疼痛有定位反应	3
	疼痛时肢体屈曲反应	2
	疼痛时肢体过伸反应	1
	对疼痛无反应或肌阵挛状态	0
脑干反射	瞳孔和角膜反射灵敏	4
	一个瞳孔散大并固定	3
	瞳孔或角膜反射消失	2
	瞳孔和角膜反射均消失	1
	瞳孔和角膜反射以及呛咳反射均消失	0
呼吸	未插管,规律呼吸模式	4
	未插管,潮式呼吸	3
	未插管,呼吸节律不规律	2
	呼吸频率高于呼吸机设置	1
	呼吸频率等于呼吸机设置,或无呼吸	0

评分标准:总分为16分,最低分0分,分数越低表明病情越重。

(4)中国南京意识恢复量表:能覆盖从昏迷到清醒意识恢复的连续过程,不局限于植物状态的评估,可简化临床的评估操作(表2-4)。

表 2-4 中国南京意识恢复量表

项目	患者反应	评分
听觉反应	无	0
	对声音刺激有面部肌肉抽动或肢体抽动反应	1
	对声音刺激能定位,偶尔能执行简单指令	2
	可重复执行简单指令	3
	可完成较复杂指令	4
视觉反应	无睁眼	0
	自发睁眼或刺激下睁眼	1
	视觉持续跟踪	2
	固定注视物体或伸手欲拿	3
	对列举物件能够辨认	4
肢体反应	无	0
	刺激可引起肢体屈曲或伸展反应	1
	刺激可定位和躲避	2
	可简单摆弄物件	3
	有随意运动,能完成较复杂的自主行动	4
进食反应	无	0
	能吞咽	1
	能咀嚼,可执行简单进食指令	2
	能在帮助下进普食	3
	能自主进食	4
情感反应	无	0
	对亲属的呼唤偶尔可表现兴奋反应(血压、呼吸、心率增加)	1
	对亲属的情感语言会表现短暂的流泪、兴奋、痛苦等表情	2
	对亲属的情感语言有可重复的、较复杂的反应	3
	对环境和自身的变化有正常的情感反应	4

评分标准:总分为 20 分,最低分 0 分。①深昏迷:所有项目评 0 分者。②浅昏迷:视觉反应评 0 分且其他项目有 1 项及以上评 1 分者。③植物状态:视觉反应评 1 分且其他项目评 0~1 分者。④微小意识状态:任一项目评 2 分且其他项

目未达到 3 分或以上者。⑤微小意识状态＋：任一项目评 3 分且其他项目未达到 4 分者。⑥清醒：任一项目评 4 分者。⑦伴动眼神经及相关肌肉损伤的微小意识状态、微小意识状态＋或清醒等：视觉反应始终评 0 分，但其他项目评分达 2 分或以上者。

2.影像学检查

绝大多数意识障碍患者运动能力受损，仅通过行为学检查不能准确地反映其意识水平。影像学检查是目前除行为学评估外另一有力的评估手段，可以测量大脑的血流动力学活动和代谢活动等意识障碍，常用的影像学技术包括弥散张量成像检查、功能磁共振检查、单光子发射计算机断层成像术以及正电子发射断层显像检查等。

(1)弥散张量成像检查：观察弥漫性轴索损伤慢性期微观结构变化的有效手段，可以通过定量分析脑组织内水分子弥散运动确定非均向性值，从而分析脑白质纤维结构完整性，为诊断轴突剪切性损伤提供直接证据。但目前因弥散张量成像检查存在对神经纤维交叉处显示不良或错误等缺陷，对意识障碍类型的区分效果不理想，所以在临床应用中具有一定局限性。

(2)功能磁共振检查：通过该检查检测皮质含氧血红蛋白浓度在鉴别意识障碍患者临床类型方面独具优势，特别是对于植物状态和最小意识状态，可以较好地弥补行为学量表和体格检查对其诊断的不足。相关研究发现，植物状态患者和最小意识状态患者在接受听觉刺激过程中，其初级听觉皮质层两侧脑活动具有显著性差异。临床上有部分意识障碍患者因交流受阻对指令任务反应不佳常被误诊为植物状态，而通过功能磁共振检查发现，患者大脑对指令任务实际上仍有反应。

(3)单光子发射计算机体层摄影：检测脑血流灌注的主要手段之一，其主要原理是通过向静脉内注射分子量小、不带电荷且脂溶性高的显像剂，使其随血液循环通过血-脑屏障后滞留于脑组织间隙内，进而对特定区域的局部脑血流量进行成像显影。颅脑损伤后觉醒相关区域(如前额叶、丘脑、脑干等)的缺血性改变是机体发生意识障碍的重要机制。有研究发现，单光子发射计算机体层摄影的显像剂剂量与局部脑血流量呈正相关，可在一定程度上反映局部脑功能的状态。因此，单光子发射计算机体层摄影对于意识障碍患者的临床诊疗及预后评估具有重要价值。

(4)正电子发射断层显像检查：与功能磁共振检查在鉴别意识障碍类型方面具有相似作用。该检查可通过测量葡萄糖代谢水平来评估功能障碍程度及范围,还可通过 γ-氨基丁酸 A 型受体显像识别不可逆的神经元结构损伤,而评估残余或正在恢复的大脑皮质功能可通过检测对外部刺激的响应性来实现。

3.电生理检查

机体意识的产生主要与大脑皮质、丘脑以及脑干网状上行系统等结构紧密相关,电生理检查异常可提示患者意识水平及脑损伤严重程度。因此,神经电生理检查在意识障碍评估中具有重要价值。目前常用的电生理检查方法主要包括脑电图检查和诱发电位检查,前者包括定量脑电图检查、多导睡眠图检查以及经颅磁刺激-脑电图技术,后者包括体感诱发电位检查、脑干听觉诱发电位检查以及事件相关电位检查等。

(1)脑电图检查:反映大脑皮质功能改变的敏感性指标,也是评估大脑功能状态的主要依据,被广泛用于评估颅脑损伤、代谢性脑病和中毒性脑病等昏迷患者预后状况。相关研究表明,脑电图检查背景电活动异常改变与意识水平及脑损伤严重程度密切相关。

采用脑电图检查评估意识障碍患者预后时,主要以定量脑电图分析为主,可通过傅立叶快速变换模型将频率、波幅等参数具体量化,以绝对功率值、相对功率值、双频指数等指标对患者预后情况进行评估。其局限性在于对波形及相位等参数的转换性较差,因此对纺锤波昏迷或 α 昏迷等特殊类型昏迷模型,其分辨率表现欠佳。

有研究表明,规律性睡眠模式出现是重度颅脑损伤后昏迷患者预后良好的可靠指标,能间接反映大脑残余功能,协助对意识障碍患者进行预后评估。

鉴于脑电图主要反映大脑运动皮质电活动变化,而对运动皮质以外区域敏感性较差,并且还容易受药物及环境等因素影响,严重制约了其在意识障碍评估中的应用。经颅磁刺激-脑电图技术能在较大程度上解决该难题,该技术能借助脑电图的高时间分辨率特性记录单脉冲经颅磁刺激作用于特定脑功能区域后引发的皮质电活动,并能以诱发电位的形式呈现。

(2)诱发电位检查:能反映脑干、丘脑以及大脑皮质实际损伤情况,具有客观性强、不受睡眠及麻醉影响等优点。

体感诱发电位检查判断意识障碍患者预后状况的主要指标之一是 N20。相关研究发现,双侧 N20 消失对预测缺血缺氧性昏迷患者不良反应发生的阳性率及特异性率均高达 100%,对预测重度脑梗死昏迷患者不良反应发生的特异性率高达 98.9%。双侧 N20 消失往往提示重型颅脑损伤后意识障碍患者预后状况严重不良,仅 15% 的患者经长期治疗后预后有所改善,然而双侧 N20 消失也并不绝对预示患者预后功能严重不良。

脑干听觉诱发电位检查主要用于评估意识障碍患者脑干(尤其是脑桥及中脑以下听觉通路)的功能完整性,相关研究发现,脑干听觉诱发电位传导通路异常改变对预测脑桥结构功能损伤程度具有极高敏感性。尤其是对于 V 波消失的患者,约 90%的该类患者将发生严重预后不良或死亡或长期处于植物状态。由于脑干听觉诱发电位评定结果容易受其本身传导通路损伤影响,因此在临床应用过程中也具有一定局限性。

此外,近年来研究还发现失匹配性负波对意识判断及评估也具有重要作用,如失匹配性负波可以反映大脑对变异刺激信号的自动处理功能,并能有效回避体感诱发电位检查及脑干听觉诱发电位检查对意识评估的局限性,失匹配性负波的出现往往提示昏迷患者仍有苏醒可能。

4.血清标志物检查

血清标志物检查评估是临床上动态监测相关疾病进展及预后的常规手段,具有敏感性强、操作简单等优点。研究发现,血清标志物特异性改变对意识障碍患者预后评估也具有重要参考价值。常用的预后血清标志物包括神经元特异性烯醇化酶、S100β 等,其中 S100β 是目前较公认的中枢神经系统损伤的敏感标志物。相关研究表明,S100β 的表达水平与患者昏迷程度及脑损伤程度具有正相关性,即血清中 S100β 水平越高,患者预后则越差,特异度达 90%,灵敏度达 70%。神经元特异性烯醇化酶是反映中枢神经系统缺血、缺氧以及创伤等急性脑损伤的另一灵敏性指标,神经元特异性烯醇化酶水平的高低可以直接反映神经元受损程度。同时,神经元特异性烯醇化酶的变化量也可以作为中枢神经系统损伤的定量指标。

二、认知障碍

认知是人脑接受外界信息,经过加工处理,转换成内在心理活动,获取知识或应用技能等的过程。记忆、语言、视空间、执行、计算力和理解判断力等认知功能中,若存在 2 项或 2 项以上功能受累并影响个体的日常生活或社会能力,可考虑诊断为痴呆。

(一)常见类型

1.阿尔茨海默病

在导致认知障碍的常见原因中,阿尔茨海默病占 60%～80%。阿尔茨海默病作为一种神经系统的退行性病变,β-淀粉样蛋白(amyloid β-protein,Aβ)沉积形成的老年斑、tau 蛋白过度磷酸化形成的神经纤维缠结、脑萎缩、突触减少以及神经元变性死亡是其主要的病理改变。这些改变主要发生在与认知功能相关的脑区,包括与记忆形成相关的海马区,与语言、情感和注意力等相关的顶叶和额叶。在阿尔茨海默病的临床前阶段,轻度的病理改变并未使患者出现明显的临床症状,但可以从患者的大脑、脑脊液以及血液中检测到生物标志物的改变,如脑脊液总 tau 蛋白、脑脊液磷酸化 tau 蛋白、脑脊液 Aβ 多肽。

2.血管性认知障碍

血管性认知障碍是最常见的非变性病引起的认知障碍,占所有认知障碍患者的 15%～20%,已成为仅次于阿尔茨海默病导致认知障碍的第二大病因。血管性认知障碍病因包括导致脑卒中后的大血管疾病、小血管疾病,如脑白质疏松症等。脑卒中发生后,高达 64% 的患者存在不同程度的认知功能损害,33% 的患者会发展为明显的认知障碍。症状的发生、病情的进展均与病变血管灌注部位的神经细胞坏死有关,如果没有积极治疗和预防,患者多发性梗阻的风险会增加,病程多呈阶梯式加重。患者认知功能损害程度常有波动,症状时好时坏,这种波动的方式使得患者容易出现抑郁和情绪不稳。高血压、糖尿病、高胆固醇血症、动脉粥样硬化、冠心病、吸烟、肥胖是最常见的危险因素,控制这些危险因素是预防的重点,预防卒中的复发是最关键的措施,积极治疗高血压、高脂血症和糖尿病有助于防止认知障碍的恶化。

3.路易体认知障碍和帕金森病认知障碍

在变性病所致的认知障碍中,路易体认知障碍占认知障碍的 5%～10%;帕金森病认知障碍约占认知障碍的 3.6%。路易体认知障碍和帕金森病认知障碍的典型症状很相似,包括波动性认知变化并伴有显著的注意和觉醒异常、反复发作的典型的详细成形的视幻觉、有类似帕金森病的临床表现。早期 50% 的路易体认知障碍患者可出现帕金森症状。

路易体认知障碍的痴呆的行为精神症状以幻觉为核心症状,视幻觉多见,该症状的发生比例显著高于阿尔茨海默病、血管性痴呆、额颞叶痴呆。视幻觉往往具有形象鲜明、生动、细节清晰的特点,可以区别阿尔茨海默病。抑郁、淡漠、焦虑的发病比例也较高,但和阿尔茨海默病、血管性痴呆无显著差异。帕金森认知障碍伴发的痴呆的行为精神症状中,抑郁、易怒、情绪不稳同样发病比例较高,但是视幻觉是最常见的症状之一,6%～40% 的帕金森病患者会出现视幻觉,且视幻觉是帕金森病认知障碍的预测因子。

4.额颞叶变性认知障碍

额颞叶变性认知障碍占认知障碍的 5%～10%,发病年龄集中在 45～65 岁,是早发性认知障碍的主要病因。额颞叶变性有许多亚型,常见的有额颞叶认知障碍和慢性进行性失语症。额颞叶认知障碍以人格改变和行为异常为核心症状,在疾病早期可出现人格改变,记忆功能相对保存。慢性进行性失语症以进行性语言功能障碍为主,根据语义、语法、复述,又可以区分为不同亚型,随着病情加重,将会影响日常生活和沟通能力。额颞叶认知障碍最突出的痴呆的行为精神症状是淡漠、脱抑制和易激惹,显著高于阿尔茨海默病、路易体认知障碍。

(二)发生机制

1.脑功能调剂分子异常

(1)神经递质及其受体异常:①多巴胺。边缘系统和海马中最为重要的神经递质,具有调节大脑皮质兴奋性的作用。在人脑内,多巴胺主要由黑质分泌,其递质传递系统主要包括黑质-纹状体、中脑边缘系统和结节-漏斗部 3 个部分,其中所包含的多巴胺神经元的神经纤维分别投射至纹状体、边缘前脑以及正中隆起,并构成多巴胺的神经传递通路。该通路中,中脑皮质的多巴胺通路对于选择性注意和工作记忆等复杂的认知过程而言是极为重要的,而中脑边缘的多巴胺通路则对药物诱导的反馈作用与成瘾记忆具有重要影响。研究发现,阿尔茨海默病患者认知功能下降常与多巴胺能神经元的萎缩有关,其原因可能是与其扣带回区域、眶额部区域的血管损伤以及脑血流速度的减慢有关,而前额叶皮质和中脑边缘通路的多巴胺神经通路受损也可能是认知功能下降的重要因素。②乙酰胆碱:烟碱受体是化学门控的阳离子通道蛋白,分为神经型烟碱受体和肌肉型烟碱受体。前者位于中枢神经系统和周围神经系统中,功能复杂,在认知功能活动中发挥重要作用;后者位于神经肌肉接头处,主要介导神经与肌肉间的递质交换。研究表明,脑中烟碱受体参与许多复杂的功能,如学习、注意、觉醒等,并参与多种脑功能,与多种神经系统退行性疾病密切相关。③谷氨酸:脊椎动物中枢神经系统中主要的兴奋递质。中枢神经系统中存在代谢型谷氨酸受体和离子型谷氨酸受体,后者又分为 N-甲基-D-天冬氨酸受体与非 N-甲基-D-天冬氨酸受体。纹状体的谷氨酸神经纤维可以抑制丘脑向大脑皮质发出感觉冲动,当谷氨酸能神经低下时,这种冲动发出就会增多,大脑皮质单胺活性增强,引起相应的认知功能异常。由于谷氨酸是脑内最重要的兴奋性神经递质,因此当谷氨酸含量异常增高时,可引起"兴奋性毒性"损伤。研究发现,由于糖尿病长期代谢异常,从而导致微血管发生病变及能量代谢异常而引起突触前神经元释放的谷氨酸增加,由此过度激活 N-甲基-D-天冬氨酸受体。N-甲基-D-天冬氨酸受体作为离子型谷氨酸受体的一种,在中枢神经系统中广泛参与学习记忆、突触可塑性、神经发育、缺血性脑损伤、神经退行性病变、癫痫等许多重要的生理病理过程。④去甲肾上腺素:几乎参与所有脑功能的调节,如注意力调节、意识、睡眠-觉醒周期、学习和记忆、焦虑、疼痛、神经内分泌等。在应激状态下,去甲肾上腺素会大量释放,占优势的是 α_1 受体功能,对帕金森病伴认知障碍的患者会损害记忆功能,包括乙酰胆碱减少、多巴胺神经通路损伤、谷氨酸活性增强等。

(2)神经肽异常:神经肽 Y 是体内信息传递的一类生物活性多肽,主要分布于神经组织。神经肽常与神经递质共存于同一神经元,两者相互协调、彼此拮抗,从而保证信息处理的高效率和精确性。每个神经肽的体内分布具有各自的特征。在细胞内,神经肽可单独存储于囊泡内,也可与经典神经递质共存于同一囊泡内。阿尔茨海默病患者临床上都伴有学习记忆能力下降的症状,而病理学检查发现患者海马、皮质、杏仁核中神经肽 Y 免疫反应阳性神经元明显减少,同时伴有神经肽 Y 结合水平显著下降,这提示神经肽在学习记忆中可能起到重要作用。还有研究发现,脑内神经肽水平变化及其利用率的高低是影响智能水平高低的重要因素之一。

(3)神经营养因子缺乏:神经营养因子是机体神经细胞或神经胶质细胞分泌的一种通过信号转导级联反应影响神经组织发育、分化和存活的蛋白质,包括神经生长因子、睫状神经营养因子、脑源性神经营养因子等。神经营养因子不仅在胚胎发育时发挥重要作用,还在成年神经系统中具有抑制神经元凋亡、调节神经递质传递和突触可塑性等多方面的功能。神经营养因子能促进神经元的发育、存活、突触生长及调节神经再生,还具有快速调节离子通道活性的作用。脑源性神经营养因子广泛分布于中枢和周围神经系统,尤其在海马大脑皮质中含量最高,研究表明,脑源性神经营养因子可以影响神经元的分化、突触连接和修复过程,还可以调节活动依赖性、突触可塑性,增强海马区的长时程增强效应,因而与学习记忆等认知过程密切相关。

2.遗传性因素

(1)基因异常:目前已发现多种基因异常参与神经细胞的退行性变性。阿尔茨海默病患者的主要病理学特征是在脑中形成神经元纤维缠结、大量的老年斑以及弥漫性脑萎缩。神经元纤维缠结的主要成分是异常过度磷酸化的微管相关蛋白 tau,而老年斑的主要成分是 β 淀粉样多肽。根据遗传特点,临床上可把阿尔茨海默病分为家族性阿尔茨海默病和散发性阿尔茨海默病,家族性阿尔茨海默病为单基因遗传病,其发病与淀粉样前体蛋白基因和早老蛋白-1基因突变相关。同时,帕金森病患者的认知障碍也与基因有关系,研究发现,α-synuclein突变体引起神经元退行性变性的主要原因与该蛋白质在脑内含量的异常增高和寡聚体的形成有关。α-synuclein基因第209位的核苷酸发生了G-A错义突变,使其蛋白质第53位的丙氨酸变成了苏氨酸,变异的蛋白质是帕金森病患者神经细胞的细胞质中特征性嗜酸性包涵体,即路易体的重要成分。

(2)表观遗传学异常:表观遗传修饰参与人脑的记忆和学习过程,并可以调控突触可塑性。在阿尔茨海默病的研究中曾将记忆和学习能力的丧失简单地归结为脑内神经元的丢失,但临床发现,认知障碍的患者有时却能表现出明显的临时性清晰记忆,即所谓的"波动性记忆",有些记忆丧失的患者经过训练后可以恢复记忆。这些现象均提示DNA甲基化、组蛋白修饰、RNA干扰等表现遗传修饰参与学习和记忆过程,并且相互影响和产生共向作用。

3.慢性脑缺血性损伤

(1)离子通道与缺血性神经元死亡:脑缺血会引起脑能量供给障碍,且很快引起神经细胞膜电位及膜内外离子浓度的变化。在神经细胞缺氧的最初几分钟内,细胞膜内外除K^+的浓度变化较为明显以外,大多数离子的浓度变化缓慢,导致细胞膜去极化,引起低氧性去极化反应。在缺氧发生后,细胞外K^+浓度迅速升高并且细胞内Na^+、Cl^-和Ca^{2+}的浓度明显增加。缺氧时细胞膜内外离子分布的变化与神经元死亡有着密切的关系。

(2)神经递质的毒性作用:兴奋性神经递质在缺血性脑损伤和多种神经系统疾病导致的脑损伤中发挥重要作用。研究结果表明,谷氨酸引起神经元死亡的作用是通过兴奋突触后膜上的离子型谷氨酸受体来实现的,称为"兴奋性神经毒性"。

在许多神经系统退行性疾病的发病机制中,兴奋性神经毒性可能造成神经元死亡,兴奋性神经毒性还参与艾滋病并发痴呆症的发病。过多Ca^{2+}经N-甲基-D-天冬氨酸受体通道进入神经元内,在人类免疫缺陷病毒糖蛋白或者受人类免疫缺陷病毒感染的吞噬细胞产物的协同作用下,导致神经元大量死亡。

(3)氧化损伤:大脑在氧化代谢过程中会产生各种活性氧。活性氧攻占细胞的蛋白质、脂质以及核苷酸等成分,造成氧化性应激损伤。在脑缺氧或脑卒中后,受损伤的脑细胞内氧化应激反应剧增,造成氧化损伤和抗氧化修复之间失去平衡,神经细胞内氧化损伤产物大量堆积,从而改变细胞的结构和功能,严重时导致细胞死亡。

（4）神经细胞凋亡：缺血损伤导致的神经元死亡方式包括坏死和凋亡2种，一般认为脑缺血引起的急性神经元死亡以坏死为主，而继发性神经元死亡或迟发性神经元死亡则以凋亡为主。

（5）免疫炎症反应：在缺血再灌注脑损伤中发挥重要作用。暂时性脑缺血后4～6小时或永久性脑缺血后1～2小时梗死区域可见炎症细胞浸润，缺血再灌注后可引起更明显的炎症反应。而炎症反应同促进细胞凋亡的作用，均不利于缺血损伤脑组织的修复。

4.脑组织蛋白质异常聚集

脑组织蛋白质异常聚集可见于一大类脑神经细胞退行性疾病和变性疾病中，如阿尔茨海默病、帕金森病、亨廷顿病、海绵状脑病等。蛋白质异常聚积与基因变异、蛋白质合成后修饰异常、脑组织慢性病毒感染等相关。

5.感染因素

颅内感染可导致脑实质及脑功能改变，甚至导致痴呆，如各种脑炎、神经梅毒、各种脑膜炎、库鲁病等。中枢神经系统的朊病毒是导致认知障碍的常见原因之一。朊病毒是一种特殊的具有感染性的蛋白粒子，其本身不是病毒，因而不具备核酸。朊病毒有2种异构体，即存在于正常细胞的不可溶性朊病毒和引起朊蛋白病的分泌性朊病毒，在某些条件下，不可溶性朊病毒发生变异，细胞膜上的蛋白质由不可溶性朊病毒变成分泌性朊病毒，正常人发生该转变后，可通过内源性神经毒性作用，引起脑内神经元凋亡和缺失，脑组织出现海绵状变性和淀粉样斑块，导致患者出现进行性痴呆和运动障碍。

6.颅脑外伤

颅脑外伤患者的损伤部位不同，认知障碍也不同，与认知障碍具有明显相关性的损伤部位为额叶、顶叶、颞叶、基底核。颅脑外伤后出现认知障碍的最大特点是认知能力突然下降，主要是因为外部损伤导致脑部认知功能区域某些部位受损。轻、中度颅脑外伤患者的认知障碍与左、右半球无关，额叶损伤与定向力、视空间、执行功能、命名、记忆有关；颞叶、顶叶、基底核的损伤和认知障碍相关；小脑、枕叶损伤也与认知障碍有关。一般轻度脑外伤导致的认知障碍在一定时间内是可以恢复的，但是大多数中重度脑外伤引起的认知障碍是不可逆的。

7.脑衰老

脑衰老是人类生命的必然过程，认知功能随着年龄增长而下降。年老者脑部血液供应减少，这与认知障碍关系密切，衰老及相关增龄性疾病均为衰老综合征的表型。

8.慢性全身性疾病

常见的慢性全身性疾病如原发性高血压、糖尿病、慢性阻塞性肺疾病等,可通过减少大脑血液供应等机制继发性降低大脑功能而引起认知障碍。心脏病患者患轻度认知障碍的风险增加,尤其对于女性来说,这种相关性更加明显。心脏病的预防和治疗可以降低患者发生轻度认知障碍的风险。同时患有糖尿病及收缩期高血压的患者发生阿尔茨海默病的风险较大,糖尿病和心脏病对促进血管性痴呆的发生有协同作用。2型糖尿病患者发生阿尔茨海默病的危险性是非糖尿病患者的2倍,使用胰岛素治疗的患者发生阿尔茨海默病的风险是非糖尿病患者的4倍。糖尿病或血糖浓度升高可能是阿尔茨海默病发病的独立危险因素。糖尿病通过微血管损伤而引起血管性痴呆,胰岛素抵抗与阿尔茨海默病发病之间有密切的关系。

9.精神心理异常

精神心理异常可导致认知能力下降。例如焦虑抑郁的患者日常生活能力和认知功能降低,无社会工作、不参加社会活动、与亲人和朋友交流少等情况也会影响其认知功能。经常感到心情郁闷者、丧偶或离异者、易受负性生活事件影响者、处境困难者的认知能力均较正常人群低。轻松、愉快的生活环境可促进实验动物大脑皮质神经元的增长,不易导致认知障碍。有研究表明,精神失常患者的脑成像发现相关皮质区域出现萎缩,精神分裂症的患者相关脑区神经细胞数量变少、体积变小。

10.环境与饮食

虽然认知功能受到年龄的影响,但一些健康因素和行为可能会保护或维护认知功能,营养是其中之一。单一的多酚可能会显著提高大脑皮质的整体激活水平和性能测试的认知功能,即使效果是有限的。长期食用富含多酚的食物能延缓"健康"衰老,即延缓认知衰退,延长健康寿命,保护老年人日常活动中的良好执行力。茶多酚有可能对神经退行性疾病的发生发展有保护作用,可改善患者的认知功能。

体内叶酸、维生素B_{12}不足可以引起血液中半胱氨酸水平升高,从而促进认知障碍的发生。超重导致患认知障碍的风险较体重正常人群增加2倍。另外,长期饮酒可导致患者出现酒精依赖,引起前额叶代谢产物浓度改变,饮酒导致的认知功能损害可能与乙醇对前额叶代谢产物浓度的影响有关。部分一氧化碳中毒的患者可发生迟发型脑病,轻、中度认知障碍的发生率可达67%,表现为记忆力障碍、遗忘症、精神异常、痴呆等。

(三)诊断评估

1.神经心理学检查

临床神经心理学检查包括认知检查、功能检查、行为检查。常用的认知检查包括听觉词语学习测验、动物流畅性测验、Boston 命名测验、画钟测验、连线测验 A 与 B、线条方向判断、Stroop 色词测验。非认知检查包括主观认知下降评估量表、日常生活活动能力评估量表、日常认知评估量表、老年抑郁评估量表和神经精神评估量表等。总体认知功能的筛查包括简明精神状态量表、蒙特利尔认知评估基础量表等,以下将以简明精神状态量表为例,对认知障碍的神经心理学检查进行详细介绍(表 2-5)。

表 2-5　简明精神状态量表

项目	检查内容	分数
定向力	现在是什么日期:(年份)(季节)(月份)(几号)(星期几)	5
	我们现在是在哪里?(省)(市)(区县或乡镇)(什么医院)(第几层楼)	5
记忆力	现在我会说 3 样东西的名称,说完之后,请你重复 1 次。请记住他们,因为几分钟后,我会叫你再说出来给我听。(评估)(报纸)(火车)	3
	现在请你说出来这 3 样东西给我听。(每样东西 1 秒,1 个 1 分,以第 1 次的表现进行打分;然后重复物件,直至全部 3 样东西都记住,至多重复 6 次)	
注意力和计算力	请你用 100 减 7,然后再减 7,一路减下去,直到我叫你停为止。(减 5 次后便停)	5
	(口头表达困难者,可手写代替,但要求每写出 1 个答案,测试者须将其遮掩起来不能让受试者看到)	
	(　　)(　　)(　　)(　　)(　　)	
	现在我读几个字给你听,请你倒转讲出来。(祝出入平安)	5
回忆力	我之前叫你记住的 3 样东西是什么?	3
命名	(出示铅笔、手表)这个是什么东西?	2
复述	请你跟我讲这句话"非如果,还有,或但是"	1
3 级指令	我给你一张纸,请你按我说的去做,现在开始:"用你的右手(若右手不能,可用左手代替)拿起这张纸,将它对折,并放在地上。"	3
阅读	请你看看这句话,并且按上面的意思去做。"闭上你的眼睛"	1

续表

项目	检查内容	分数
书写	你给我写一个完整的句子	1
临摹	这里有一幅图,请你照着它一模一样地画	1

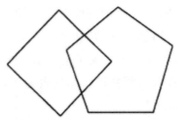

2.影像学检查

MRI 检查包括结构 MRI 检查、功能 MRI 检查、弥散张量成像等序列。内侧颞叶结构特别是海马体的萎缩在阿尔茨海默病认知障碍中具有代表性,并且颞顶叶和前额叶某些脑区的萎缩对转化为阿尔茨海默病认知障碍有预测价值。且有研究发现,主观认知下降患者的弥散张量成像显示的轴索完整性的破坏先于皮质萎缩,提示弥散张量成像具有成为预测阿尔茨海默病进展的独立生物标志物的潜能。在功能 MRI 检查中,主观认知下降与轻度认知功能损害患者表现为默认网络静息状态下功能活动降低,且活动程度在健康人群、主观认知下降患者、轻度认知功能损害患者之间加重。同时发现,默认网络功能改变先于大脑结构萎缩,提示静息态功能 MRI 检查可以为阿尔茨海默病的临床前期识别提供新信息。一部分患者对于 MRI 检查有禁忌证,可以进行头颅 CT 检查,初步判断脑萎缩程度、鉴别退行性、血管性与占位性病变。

在认知障碍的发展过程中,在大脑结构萎缩之前即可发现大脑代谢率降低,且两者起始于不同部位,后者主要在后顶颞区,尽管内侧颞叶萎缩在认知障碍前期最为突出,但在预测认知正常老年人是否进展为轻度认知功能损害或阿尔茨海默病时,使用 ^{18}F 标记脱氧葡萄糖-正电子发射断层显像辅助判断颞顶叶低代谢率的预测性更好。

脑淀粉样蛋白沉积是阿尔茨海默病认知障碍患者的重要生物标志物,相较于脑脊液检测,脑淀粉样蛋白沉积正电子发射断层显像可以无创地检测认知障碍患者脑内淀粉样蛋白的沉积部位和沉积程度。健康人群、主观认知下降以及轻度认知功能损害患者均有一定比例的大脑中 Aβ 沉积增加,这是认知障碍最重要的早期诊断手段。

3.脑脊液标志物检查

脑脊液标志物的改变先于 MRI 检查,且远远早于临床症状的出现。tau 蛋白、磷酸化 tau 蛋白、$A\beta_{42}$ 是目前较为公认的阿尔茨海默病生物标志物。

4.基因检测

遗传因素在多种认知障碍相关疾病中扮演重要角色,基因检测也是诊断患者认知障碍的依据之一,主要包括早老蛋白 1、早老蛋白 2、淀粉样前体蛋白、颗粒体蛋白基因、微管相关蛋白 tau 基因,以及载脂蛋白。有明确认知障碍家庭史的认知障碍患者应进行基因检测以帮助判断,对有明确认知障碍家族史的个体尽早进行基因检测以明确是否携带致病基因,有利于早期干预。

三、头痛

头痛是临床上的常见症状之一,是由于颅内外痛觉敏感组织受到病理刺激而引起的主观感觉,可发生于任何年龄。头痛有时可为某种严重疾病的早期或突出症状,及时明确诊断有助于疾病的治疗。

(一)分类

2018 年推出的第 3 版国际头痛疾病分类,见表 2-6。

表 2-6　第 3 版国际头痛疾病分类

一级头痛类型	二级头痛类型
偏头痛	无先兆偏头痛、有先兆偏头痛、慢性偏头痛、偏头痛并发症、很可能的偏头痛、可能与偏头痛相关的周期综合征
紧张型头痛	偶发性紧张型头痛、频发性紧张型头痛、慢性紧张型头痛、很可能的紧张型头痛
三叉神经自主神经性头痛	丛集性头痛、阵发性偏侧头痛、短暂单侧神经痛样头痛、持续偏侧头痛、很可能的三叉神经自主神经性头痛
其他原发性头痛	原发性咳嗽性头痛、原发性劳力性头痛、原发性性活动相关性头痛、原发性霹雳样头痛、冷刺激性头痛、外部压力性头痛、原发性针刺样头痛、源性头痛、睡眠性头痛、新发每日持续头痛
缘于头颈部创伤的头痛	缘于头部创伤的急性头痛、缘于头部创伤的持续性头痛、缘于挥鞭伤的急性头痛、缘于挥鞭伤的持续性头痛、缘于开颅术的急性头痛、缘于开颅术的持续性头痛

一级头痛类型	二级头痛类型
缘于头颈部血管性疾病的头痛	缘于脑缺血事件的头痛、缘于非创伤性颅内出血的头痛、缘于未破裂颅内血管畸形的头痛、缘于动脉炎的头痛、缘于颈段颈动脉或椎动脉疾病的头痛、缘于脑静脉系统疾病的头痛、缘于其他急性颅内血管病的头痛、缘于慢性颅内血管病的头痛和(或)偏头痛样先兆、缘于垂体卒中的头痛
缘于颅内非血管性疾病的头痛	缘于脑脊液压力增高的头痛、缘于脑脊液压力减低的头痛、缘于颅内非感染性炎性疾病的头痛、缘于颅内肿瘤病变的头痛、缘于鞘内注射的头痛、缘于癫痫发作的头痛、缘于Ⅰ型小脑扁桃体下疝畸形的头痛、缘于其他颅内非血管性疾病的头痛
缘于某种物质的或物质戒断性头痛	缘于某种物质使用或接触的头痛、药物过量性头痛、物质戒断性头痛
缘于感染的头痛	缘于颅内感染的头痛、缘于全身性感染的头痛
缘于内环境紊乱的头痛	缘于低氧血症和(或)高碳酸血症的头痛、缘于透析的头痛、缘于高血压的头痛、缘于甲状腺功能减退的头痛、缘于禁食的头痛、心脏源性头痛、缘于其他内环境紊乱的头痛
缘于头颅、颈部、眼、耳、鼻、鼻窦、牙、口腔,或其他面部或颈部构造疾病的头痛或面痛	缘于颅骨疾病的头痛、缘于颈部疾病的头痛、缘于眼部疾病的头痛、缘于耳部疾病的头痛、缘于鼻或鼻窦疾病的头痛、缘于牙齿疾病的头痛、缘于颞下颌关节紊乱的头痛、缘于茎突舌骨韧带炎的头面痛、缘于其他(颅、颈、眼、耳、鼻、鼻窦、牙、口或其他面、颈部)结构异常的头面痛
缘于精神障碍的头痛	缘于躯体化障碍的头痛、缘于精神病性障碍的头痛
痛性颅神经病变和其他面痛	缘于三叉神经损伤或病变的疼痛,缘于舌咽神经损伤或病变的疼痛,缘于中间神经损伤或疾病的疼痛、枕神经痛、颈舌综合征、痛性视神经炎,缘于缺血性眼动神经麻痹的头痛、痛性眼肌麻痹、三叉神经交感-眼交感神经综合征、复发性痛性眼肌麻痹神经病、烧灼嘴综合征、持续性特发性面痛、中枢性神经病理性疼痛
其他类型头痛	未分类的头痛、无特征性头痛

(二)发生机制

1.偏头痛

(1)发作始于中枢神经系统:偏头痛的最早阶段被称为先兆期,是从中枢神经系统开始自发发作。在下丘脑后外侧、中脑被盖区、导水管周围灰质、脑桥背侧，以及包括枕叶、颞叶和前额叶皮质在内的各种皮质区域发现了激活，这些区域是调节感觉刺激强度、脑血流、伤害感受及皮质和皮质下神经元和神经胶质细胞兴奋的关键。这些区域的参与可以解释偏头痛发作期间周围感觉刺激、皮质兴奋性的改变以及三叉神经伤害感受的促进或抑制的改变。

（2）基因与离子通道：皮质扩散抑制学说可以解释头痛的先兆症状，其机制是当钾离子和谷氨酸超过了组织缓冲和清除能力的水平过度释放到细胞外空间时，神经元和胶质细胞去极化的皮质波缓慢传播，随后是长期的活动抑制导致的头痛。

（3）颈后与枕下肌群与偏头痛：肌筋膜触发点存在于颈后肌群和枕下肌中，肌筋膜触发点的活跃在偏头痛和紧张型头痛中都很普遍，且成年人活跃的肌筋膜触发点数量高于青少年。一项比较了单侧偏头痛组和健康对照组双侧的颞肌、胸锁乳突肌、斜方肌和枕下肌中存在的肌筋膜触发点差异实验发现，偏头痛组比健康对照组显示出更多的活性肌筋膜触发点，而不是潜在的肌筋膜触发点。活动性肌筋膜触发点多位于偏头痛患者的同侧。

（4）三叉神经血管学说：偏头痛是由于三叉神经感觉通路的激活，三叉神经感觉通路支配对疼痛敏感的颅内结构，包括眼睛、硬脑膜、大的脑血管和软脑膜血管及硬脑膜静脉窦。三叉神经-颈椎复合体中的神经元是来自脑膜和颈部结构的伤害性传入输入的主要中继神经元。因此，其是头痛的神经基质。这种中央汇聚解释了偏头痛的特征性分布，包括眼睛和眶周区域、额头和颞区域，以及疼痛转移到枕颈部区域。

2.紧张型头痛

（1）颅周肌肉与紧张型头痛：在紧张型头痛患者中，颅骨周围肌筋膜组织的肌肉僵硬和压痛会发生显著改变。研究发现，与健康人相比，紧张型头痛患者无头痛时，肌肉的压痛和僵硬增加。在头痛是否发作时，患者的肌肉硬度均增加。而当一氧化氮合酶被抑制时，一氧化氮水平降低，紧张型头痛患者的疼痛和肌肉硬度都有所下降，即一氧化氮在头痛发作中起一定的调节作用。

（2）遗传因素与血管因素：偏头痛也对紧张型头痛患者的遗传率产生影响，偏头痛的患者紧张型头痛的遗传率要比未患有偏头痛患者紧张型头痛的遗传率低，且紧张型头痛频繁发作患者的遗传率要比头痛发作较少患者的遗传率更高。

（3）中枢系统调节机制：调节紧张型头痛发作的中枢神经系统可能涉及脊髓背角、三叉神经脊束核内二级神经元的致敏，脊髓上神经元的致敏，以及脊髓上结构等。多个头痛感知研究都支持紧张型头痛的患者存在对疼痛刺激的敏感性增加和痛觉超敏，这些都表明中枢疼痛处理区的致敏作用参与其中。脊髓伤害性感受通路的致敏解释了紧张型头痛患者会出现肌肉压痛。慢性紧张型头痛患者对施加在压痛肌肉上的压力更敏感。同时，颞下颌关节紊乱综合征、心理疾病、睡眠障碍、下行性疼痛调节功能障碍等问题也可能会引起共同的神经递质和大脑网络参与头痛的发作。由于阿片受体存在于中枢或外周伤害性传入纤维，以及参与下行性疼痛调节的区域，如中脑导水管周围灰质等，内源性阿片类物质同样在调节伤害性信息中起重要作用。

3.丛集性头痛

(1)三叉神经血管通路：三叉神经血管系统由三叉神经脊束核、三叉神经节与神经及其所支配的脑膜血管组成。三叉神经节作为假单极神经元，其外周突投射至硬脑膜及颅骨血管，中枢支集中投射至脑干的三叉神经颈复合体，成为将外周神经元连接至中枢系统的中继站，并激活由三叉神经颈复合体至丘脑的三叉神经血管通路，引起 P 物质、降钙素基因相关肽、神经激肽 A 等血管活性神经肽的释放，从而导致参与疼痛处理的皮质结构的激活，如额叶皮质、岛叶和扣带回皮质等。

(2)三叉神经-自主神经反射：在三叉神经末梢受到刺激时激活，反射性产生副交感神经症状，如结膜充血、流泪、鼻塞等。所涉及颅脑副交感神经系统通路起源于脑桥的上泌涎核，支配上面部的泪腺和血管，当三叉神经眼支受到疼痛刺激时可引起颅脑副交感神经传出纤维的反射性激活，从而出现相应血管的舒张以及结膜充血、流泪或鼻塞等自主神经症状。

(3)下丘脑：丛集性头痛发作的季节性及昼夜节律性，表明其可能与生物钟系统有关，提示下丘脑可能参与了丛集性头痛的病理生理学过程。在丛集性头痛的发作期和缓解期，下丘脑和垂体调节相关激素的 24 小时分泌模式均发生改变。相关功能和结构影像学研究所证实的下丘脑显著变化，更直观地表明了丛集性头痛的发病与下丘脑密不可分，其在头痛发作时激活并与多个脑区具有解剖、功能联系。同时，通过对丛集性头痛患者发作期及发作间期的功能影像学研究发现，丛集性头痛发作期下丘脑的弥漫性功能连接障碍主要集中在与疼痛处理和调节有关的脑区，而发作间期则主要涉及包括疼痛系统和视觉系统在内的广泛大脑区域。

（三）诊断评估

1.病史采集

详细的病史采集对明确头痛类型的诊断十分重要，对病史的把握可使体格检查更有针对性，并确定是否需要影像学检查或其他进一步的检查。

头痛的病史采集包括起病年龄、发作形式（包括诱因、前驱症状、起病方式、发展过程、加重或缓解因素）、痛的特征（部位、性质、疼痛程度、频率、持续时间、伴随症状）、既往史及基础疾病（是否有伴随疾病、近期是否有创伤、当前的用药情况）、生活工作习惯（睡眠、运动、体质量、工作或生活方式的变化、避孕方式的改变、月经周期和外源性激素的影响）以及家族史。特别需要注意的是，在症状不典型的原发性头痛临床诊断中，阳性家族史常能给出重要提示。

2.体格检查

体格检查包括一般情况检查和神经系统检查。一般情况检查中需要注意生命体征（体温、血压、脉搏）、疾病面容、意识水平、头颈部外伤表现、颞动脉搏动异常或压痛、下颌关节触诊、颈肩部肌肉触诊等。神经系统检查中需仔细排查是否有任何新发的局灶或非局灶性神经系统体征，特别注意颅神经检查、眼底检查、脑膜刺激征检查以及运动、反射、小脑和感觉检查的对称性等。

多数主诉头痛的患者体格检查和神经系统检查完全正常，但一些原发性头痛类型可能有特定的异常表现。部分偏头痛和紧张型头痛的患者可能会有颅周肌肉压痛。由于三叉神经血管系统外周或中枢敏化，偏头痛患者可能出现皮肤痛觉过敏和触诱发痛。以丛集性头痛为代表的三叉神经自主神经性头痛，在体格检查时可能发现自主神经激活的表现。体格检查时发现其他异常，则应怀疑有继发性头痛疾病。

3.辅助检查

影像学检查多用于继发性头痛病因的筛查，具体的检查部位（头、颈、面、鼻窦、颅神经等）根据临床情况而定。大多数原发性头痛的患者不需要影像学检查来诊断，比如偏头痛发作模式稳定、神经系统检查正常的患者。但头痛模式改变、伴随其他表现、出现新的体征时，需要进行影像学检查。需要注意的是，影像学检查可能会意外发现其他与头痛无关的病灶，如血管病变、小肿瘤、钙化灶等。三叉神经痛、鼻窦和一些牙源性疾病（如牙髓炎、异位牙）也可表现为单纯头痛和面部头痛，通常需针对关注部位的影像学检查（血管神经成像、鼻窦 CT 检查、鼻内镜和牙 X 线检查）。考虑脑静脉窦血栓形成时，应行磁共振静脉成像。临床上怀疑头痛由感染、炎症或肿瘤引起，或考虑蛛网膜下腔出血但头颅 CT 检查阴性时,应行腰椎穿刺抽取脑脊液检测。颞动脉炎的患者实验室检查可见红细胞沉降率和(或)血清 C 反应蛋白水平升高,但金标准是颞动脉活体组织检查。

四、痫性发作和晕厥

(一)痫性发作

痫性发作是大脑神经元高度同步化异常放电而导致的短暂脑功能障碍。根据异常放电神经元部位与波及的范围的不同,痫性发作有不同发作形式,可概括为意识障碍、运动异常、感觉异常、精神异常以及自主神经功能异常等,也可兼而有之。痫性发作的病因多种多样,可由原发性神经系统疾病引起,也可由其他系统疾病引起。

(二)晕厥

晕厥是由一过性广泛性脑供血不足导致的伴有姿势张力丧失的发作性意识丧失。临床表现分为以下 3 期:①晕厥前期。头晕、视物模糊、耳鸣、面色苍白、乏力、多汗、肢冷、上腹不适、恶心、神志恍惚、焦虑不安、打哈欠等。②晕厥期:意识丧失,肌张力消失、跌倒,伴有血压下降、脉弱、瞳孔散大、对光反射减弱、角膜反射消失、尿失禁。③恢复期:意识恢复或仍有模糊,可留有头晕、头痛、面色苍白、乏力、恶心、腹部不适、有便意感或排大便、偶有精神紊乱,经休息后症状可完全消失。

晕厥是由多种病因引起的一组综合征,其病因大致分为以下 4 类:①反射性晕厥。如单纯性晕厥、直立性低血压、颈动脉窦综合征等。②心源性晕厥:如心律失常、病态窦房结综合征、心肌梗死等。③脑源性晕厥:如严重脑动脉粥样硬化、短暂性脑缺血发作、高血压脑病等。④血液成分异常:低血糖、过度换气综合征、重症贫血等。

(三)痫性发作与晕厥的鉴别

痫性发作与晕厥的鉴别,见表 2-7。

表 2-7　痫性发作与晕厥的鉴别

临床特点	痫性发作	晕厥
先兆症状	无或短(数秒)	可较长
与体位的关系	无关	通常在站立时发生
发作时间	白天与夜间均可发生,睡眠时较多	白天较多
皮肤颜色	青紫或正常	苍白

续表

临床特点	痫性发作	晕厥
肢体抽搐	常见	无或少见
伴尿失禁或舌咬伤	常见	无或少见
发作后头痛或意识模糊	常见	无或少见
神经系统定位体征	可有	无
心血管系统异常	无	常有
发作间期脑电图检查	异常	多正常

五、视觉障碍

视觉障碍是指视觉感受器至枕叶皮质中枢之间任何部位受损引起视力障碍或视野缺损的病理现象,临床上可依据患者不同临床表现确定病变部位。

(一)分类

1.视力障碍

(1)单眼视力障碍。①突发单眼视力下降:多见于眼动脉或视网膜中央动脉闭塞。视网膜中央动脉闭塞症为眼科急症,发病后及时诊断和治疗很重要。眼科检查:可见动脉显著狭窄、视网膜动脉支配区域内呈一致性乳白色混浊,黄斑部呈现樱桃红斑的典型表现。视网膜中央动脉闭塞症常见原因为颈内动脉病变,部分视网膜闭塞症为颈内动脉和心脏病变所致,所以眼科就诊时应做心脑血管检查,预防脑卒中。视网膜中央动脉闭塞一般都预后不良,多遗留明显的视力障碍和视野缺损。②一过性单眼视力障碍:又称一过性黑矇,表现为突然发生,单眼视野如落幕般从上方开始或如升幕一般从下方开始变暗,以致全盲,数分钟后(多为1~5分钟)自然恢复。颈内动脉的动脉粥样硬化斑块和闭塞性病变是一过性黑矇的主要原因,眼动脉狭窄也可引起,一过性黑矇脑血管造影检查,可有8%~29%的患者发现颈内动脉有不稳定斑块、狭窄或闭塞。心脏病或其他疾病也可产生一过性黑矇。在年轻患者,特殊的原因包括卵圆孔未闭、抗磷脂抗体综合征、异常纤维蛋白原血症、抗凝血酶Ⅲ异常症等,还有心源性原因。③进行性单眼视力障碍:可在数分钟或数小时内持续进展并达到高峰,如治疗不及时,一般为不可逆的视力障碍。常见于视神经炎,亚急性起病,单侧视力下降,可有复发-缓解过程。巨细胞动脉炎最常见的并发症是视神经前部的供血动脉闭塞,可导致单眼失明;视神经压迫性病变见于肿瘤等的压迫,可先有视野缺损,并逐渐出现视力障碍甚至失明;福-肯综合征是一种特殊的视神经压迫性病变。

(2)双眼视力障碍。①一过性双眼视力障碍:多见于双侧枕叶皮质的短暂性脑缺血发作,起病急,数小时内可缓解,可伴有视野缺损。由双侧枕叶皮质视中枢病变引起的视力障碍又称皮质盲,表现为双眼视力下降、眼底正常、双眼瞳孔对光反射正常。②进行性双眼视力障碍:起病较慢,双眼视力逐渐下降,直至完全丧失。多见于原发性视神经萎缩、颅内压增高引起的慢性视盘水肿、中毒或营养缺乏性视神经病(乙醇、甲醇以及重金属中毒,维生素 B_{12} 缺乏等)。

2.视野缺损

当眼球平直向前注视某一点时所见到的全部空间,叫作视野。视野缺损是指视野的某一区域出现视力障碍而其他区域视力正常,可有偏盲和象限盲等。

(1)偏盲。①双眼颞侧偏盲:多见于视交叉中部病变,使双眼鼻侧视网膜发出的纤维受损,表现为双眼颞侧视野缺损,而鼻侧视野正常,常见于垂体瘤及颅咽管瘤。②双眼对侧同向性偏盲:一侧视束、外侧膝状体、视辐射以及视皮质病变均可导致病灶对侧同向性偏盲。枕叶视皮质受损时,患者视野中心部常保留,称为黄斑回避,其可能原因是黄斑区部分视觉纤维存在着双侧投射,并且接受黄斑区纤维投射的视皮质具有大脑前-后循环的双重血液供应。

(2)象限盲。双眼对侧同向上象限盲及双眼对侧同向下象限盲:双眼对侧同向上象限盲主要由颞叶后部病变视辐射下部损害引起,双眼对侧同向下象限盲主要由顶叶病变视辐射上部损害引起,常见于颞叶、顶叶肿瘤和血管疾病等。

(二)发生机制

1.视野缺损

视野缺损的病变部位一般可以分为 3 种,即视交叉前、视交叉和视交叉后病变。

(1)一侧的视网膜或视神经损伤导致该侧的单眼盲,常见于视盘炎、球后视神经炎、眼眶内肿瘤、视神经胶质瘤、颅内颈动脉瘤、鞍旁或蝶骨小翼内侧脑膜瘤、视神经孔附近损伤以及蝶鞍处蛛网膜炎等。

(2)视交叉的正中部病变导致双眼颞侧偏盲,常见于垂体瘤、颅咽管瘤或其他鞍内肿瘤的压迫等。

(3)视交叉后的视束损伤导致双眼对侧同向性偏盲,常见于颞叶肿瘤向内侧压迫时。

(4)视辐射全部损伤导致双眼对侧同向性偏盲,常见于基底节区的脑血管病等。

(5)视辐射的上部顶叶损伤导致对侧视野的同向下象限盲,常见于顶叶肿瘤、血管疾病等。

(6)视辐射的下部颞叶损伤导致对侧视野的同向上象限盲,常见于颞叶后部肿瘤、血管疾病等。

(7)枕叶的视中枢完全损伤导致对侧偏盲,但有黄斑回避现象,常见于枕叶肿瘤、脑血管病等。

2.视盘水肿

视盘水肿是一种重要的临床征象,关键是要鉴别真性视盘水肿与假性视盘水肿。真性视盘水肿常继发于颅内压增高,临床表现为头痛、姿势改变后短暂的视物模糊、恶心和呕吐;假性视盘水肿常为双侧的,病因有先天发育异常、视神经脉络膜疣等。

真性视盘水肿的主要发生机制为颅内压力增高时,颅内蛛网膜下腔的液体将增高的压力传至视神经周围的蛛网膜下腔,使后者的压力也增高,因而压迫视网膜中心静脉,妨碍其血液回流,从而引起视盘肿胀、静脉怒张和出血。视盘水肿分为早期、急性期、慢性期和萎缩期4个时期。

在早期,由于视盘的上、下极神经纤维层最厚,所以最早累及,表现为视盘水肿。视网膜静脉轻度扩张,视盘轻度充血。急性期随着病情加重,视盘充血逐渐加重,边缘模糊不清,生理凹陷消失,严重时视盘和视神经周围片状出血,视盘隆起;荧光素血管造影表现为动脉相荧光素不显影,动静脉相见毛细血管扩张、微小动脉瘤和火焰状出血,静脉相见扩张的毛细血管荧光素漏。数月后进入慢性期,神经纤维层变苍白。由于胶质的大量增生,视神经逐渐萎缩,出血反而逐渐吸收,由于轴浆的淤积,视盘呈“香槟酒软木塞”样改变。假如颅内高压持续存在,神经轴突损害,视盘由水肿逐渐变成灰白,进入萎缩期。在慢性期和萎缩期,患者往往有视力下降和视野缺损。

3.视神经炎

视神经炎可以侵犯视神经的任何部位,临床上可分为视盘炎和球后视神经炎2种。在视盘炎中,视盘有明显的炎症变化。球后视神经炎指炎症发生于眶内球后、视神经孔内或颅内视交叉处的视神经,一般视盘改变不明显。

视神经炎的病因较多,可见于神经系统脱髓鞘疾病,眼球邻近组织的病变,包括感染、代谢性疾病、蝶窦或筛窦黏液囊肿压迫视神经、多发性神经根炎、妊娠高血压综合征、甲醛或砷中毒等。也可继发于各种类型的感染,如布鲁氏菌病、结节病、钩端螺旋体病、急性细菌性脑膜炎、结核性脑膜炎、梅毒、病毒感染和寄生虫感染等。

4.视神经萎缩

视神经萎缩是视神经纤维变性的临床表现,其主要表现为视力下降和视盘颜色从原来的淡红变为苍白。压迫、炎症、变性、外伤和中毒等都可以引起视神经萎缩,如病变在视网膜节细胞,即引起上行性变性;如位于视神经、视交叉或视束,即引起下行性变性。

(三)诊断评估

1.眼底检查

(1)直接检眼镜检查:在暗室中,医师站在患者右侧,用右手执检眼镜,头向右肩倾斜,用右眼在检眼镜的观察孔后观察患者的右眼。若检查左眼,则用左手执检眼镜,站在患者左侧,头向左肩倾斜,用左眼观看,此即所谓"五右五左"方法。执检眼镜手的示指放在转盘上,以备随时拨动透镜盘。检眼镜紧靠面颊,它的纵轴与头的纵轴是平行的,检眼镜贴在面颊随着头位倾斜而跟随移动。

将检眼镜的光线投射于瞳孔内,便可通过检眼镜的观察孔看到眼底的红光反射,检眼镜逐渐靠近检查眼,但以不触及睫毛为原则。检眼镜越靠近患侧眼,视野越大,清晰度越好。初学者必须设法避让角膜上的白色反光,并且令患者向前方注视,不要随意转动眼球。看到眼底的一部分时,如感觉眼底像不清晰,则拨动透镜盘,直至眼底像清晰为止。当充分调整透镜盘,眼底像不能达到理想的清晰度者,始可认为眼底模糊。检查边缘部眼底时,患者眼球分别固定注视于左上方、左方等各个方向,检眼镜只有相应地做反方向移动,才能看到眼底边缘部。

(2)双目间接检眼镜检查:检查时患者可以取坐位,但常取卧位,以便于临床应用。检查前应充分散瞳,以免在强光照射时引起瞳孔收缩。医师应两眼同时观看眼底,一手拇指、示指及中指持聚光镜(另一手可用以画图或压迫巩膜),无名指扒开眼睑或固定在患者脸面,另一手拇指或示指协助扒开眼睑。投射光由反光镜经聚光镜至眼底,倒立的眼底像在聚光镜与医师之间。前后或水平移动聚光镜以便看到最大范围的眼底像,再前后移动聚光镜调整眼底像的焦点。若透镜表面有反光扰乱,轻微倾斜聚光镜,反光即可移至边缘。患者注视正前方,医师移动头位,聚光镜随着做相应的移动,有利于控制被检查的眼底部位。检查顺序是先后极部,然后周边部,在检查极周边部相当于锯齿缘部位时,除令患者眼向被检方向尽力注视外,检查者右手中指可戴巩膜压陷器,局部加压以便观察。检查上下方锯齿缘时,隔着眼睑即可,检查鼻颞侧即相当于睑裂部时,则常需滴表面麻醉剂,一般对检查无不良反应、合作的儿童也可做此检查。

2.眼球突出度检查

(1)直尺测量法:可用一两面有刻度的透明尺,尺的一端水平并准确地向直前方向放在颞侧眶缘最低处,检查者由侧面观察。当尺两侧的刻度和角膜顶点完全重合时,记录眶缘至角膜顶点之间的距离。检查时,透明尺必须准确地保持向直前方向,否则容易发生误差。

(2)Hertel 棱镜式眼球突出计测量法:检查时应在明亮的室内,医师与患者相对而坐,并将突出计放在患者两眼前,将棱镜后方有切迹的突起恰如其分地骑跨在外眦角外侧的眶骨缘上,医师两手扶正突眼计,令患者两眼看向直前方,观察突出计上反射镜里角膜顶点影像的位置。相当于第二反射镜中尺度上的毫米数,即为眼球突出的度数。

3.眼球运动检查

患者头部固定不动,眼球向左、右、上、下、左上、左下、右上、右下各方向转动,观察眼球转动情况。正常情况下,内转时瞳孔内缘到达上下泪小点连线,外转时角膜外缘到达外眦角,上转时角膜下缘到达内外眦连线,下转时角膜上缘到达内外眦连线,且双眼对称等同,否则为不正常。

4.眼压检查

(1)指测法:检查时,令患者双眼自然向下注视,检查者双手示指指尖置于一眼上睑皮肤面,两指尖交替轻压眼球,借指尖感觉眼球的张力以大致估计眼压的高低。初学者可触压自己的前额、鼻尖及嘴唇,粗略感受高、中、低 3 种眼压。

该方法简单易行,虽然测得的眼压不够精确,但在临床上有些不能用眼压计测量眼压的情况下,仍旧可以用本法进行测量。

(2)眼压计测量法:①非接触眼压计是利用可控的空气脉冲作为压平的力量,把角膜压平到一定的面积,并记录角膜压平到某种程度的时间,再自动换算为眼压值。该方法的优点是避免了眼压计接触所致的交叉感染和可能的损伤,亦可用于对表面麻醉剂过敏的患者,缺点是不够准确。②Goldmann 压平眼压计是将嵌有棱镜的测压头和附有杠杆的弹簧测压器装在裂隙灯上进行测量。其基本原理是角膜压平面积恒定不变(直径 3.06 mm,面积 7.354 mm^2),根据使用压力的不同测量眼压。由于角膜压平的面积小,引起眼内容积的改变很小,使所测量的眼压几乎不受巩膜硬度与角膜弯曲度的影响,故所测结果更为准确。

5.荧光素眼底血管造影检查

正常人臂-视网膜循环时间,即荧光素钠从肘静脉注入后随血流到达眼底的时间为 7～12 秒,常见的异常眼底荧光形态列举如下。

(1)强荧光:①透见荧光。又称"窗样缺损",造影早期出现,在造影过程中,其大小形态不变,亮度随背景荧光的增强而增强、消退而消退。常见于各种原因引起的色素上皮萎缩、先天性色素上皮的色素减少。②渗漏:当视网膜内屏障或外屏障受损害时,则产生荧光素渗漏,渗漏一般分为视网膜渗漏与脉络膜渗漏2种情况。③新生血管:可发生于视网膜、视盘上、视网膜下,并可伸入玻璃体内,越新鲜的新生血管,其荧光素渗漏越强。视网膜新生血管主要因视网膜长期缺血缺氧所致,最常见于视网膜静脉阻塞缺血型、糖尿病视网膜病变、视网膜静脉周围炎等。④异常血管及其吻合:反映视网膜缺血缺氧,常见的有微动脉瘤、侧支循环、毛细血管扩张等。微动脉瘤绝大多数呈现荧光亮点,至造影后期,其周围可出现荧光晕。毛细血管扩张表现为视网膜毛细血管的能见度增加,在造影后期扩张的毛细血管常有荧光素渗漏。

(2)弱荧光:①荧光遮蔽。由于色素、出血、渗出物等的存在,表现为在正常情况时应显示荧光的部位荧光明显减低或消失。当色素、出血、渗出等位于视网膜前时,则正常的视网膜与脉络膜荧光均被遮蔽;若色素、出血、渗出等位于视网膜下时,则只有脉络膜荧光被遮挡。②充盈缺损:由于血管阻塞,血管内无荧光充盈所致的弱荧光,如无脉病、颈动脉狭窄、眼动脉或视网膜中央动脉阻塞等。视网膜静脉病变可致静脉充盈不良,若毛细血管闭塞则可形成大片无荧光的暗区,称为毛细血管无灌注区,常见于糖尿病视网膜病变、视网膜静脉阻塞等。

6.视网膜电图检查

视网膜电图检查是测量闪光或图形刺激视网膜后的动作电位。根据刺激视网膜的条件不同,又分为以下3种。

(1)闪光视网膜电图检查:主要由1个负相的a波和1个正相的b波组成,叠加在b波上的一组小波为振荡电位。

各波改变的临床意义主要包括以下几点:①a波和b波均下降。提示视网膜内层和外层均有损害,可见于视网膜色素变性、脉络膜视网膜炎、广泛视网膜光凝后、视网膜脱离等。②b波下降、a波正常:反映视网膜内层功能受损,可见于青少年视网膜劈裂症、视网膜中央动脉或静脉阻塞等。③振荡电位波下降或熄灭:提示视网膜血液循环障碍,主要见于糖尿病视网膜病变、视网膜中央静脉阻塞等。

(2)图形视网膜电图检查:正常图形视网膜电图检查由小的负波、较大的正波和随后负的后电位组成,目前多以a波、b波和负后电位来表示。它的起源与神经节细胞的活动密切相关,其正相波有视网膜其他结构的活动参与。

（3）多焦视网膜电图检查：即多点位视网膜电图，其结果可用任意分区的平均值、波描记阵列或伪彩色三维立体图表示。多焦视网膜电图检查最突出的优势是对于发现黄斑区局灶性病变具有直观性和灵敏性，临床主要应用于黄斑疾病、遗传性视网膜变性类疾病等的诊断。

7.眼电图检查

眼电图检查记录的是眼的静息电位。在暗适应后，眼的静息电位下降，此时的最低值称为"暗谷"；转入明适应后，眼的静息电位上升，逐渐达到最大值，称为"光峰"。由于光感受器细胞与视网膜色素上皮的接触及离子交换是产生眼电图的前提，因此眼电图异常可反映眼电图、光感受器细胞的疾病以及中毒性视网膜疾病。

8.B超检查

通过扇形或线阵扫描，将界面反射回声信号转变为大小不等、亮度不同的光点。光点的明暗代表回声的强弱，回声形成的众多光点构成一幅局部组织的二维声学切面图像。

临床应用：在屈光介质混浊时，B超检查是显示眼球内病变的首选检查方法，还可用于探查眼内肿物，探查眼内异物，玻璃体切割术前例行检查以确定病变的范围和程度，眼球突出的病因诊断，视网膜脱离的诊断。

9.CT检查

CT检查成像面可分为轴向、冠状位、重建冠状位和重建矢状位，每次扫描的层厚常为3 mm，检查视神经则用1.5 mm厚度。

临床应用：眼外伤眶骨骨折、眼内及眶内异物的诊断和定位；眼眶病变，包括肿瘤和急慢性炎症、血管畸形；眼内肿瘤；不明原因的视力障碍、视野缺损等，探查视神经和颅内占位性病变。

10.MRI检查

磁共振成像通过射频探测病变，可用于眼内、眶内以及颅内病变的诊断。在发现病变，确定病变性质、位置及其与周围组织的关系方面，MRI检查的灵敏度优于CT检查。

临床应用：因其可消除骨质的干扰与伪影，故特别适宜各段视神经及与眼相关的颅神经病变的检测。禁忌探测磁性异物及心脏起搏器。

六、瘫痪

骨骼肌的运动可分为随意运动和不随意运动2类。随意运动受意志控制，接受锥体系支配;不随意运动为不受意志控制的"自发"动作,受锥体外系支配。瘫痪是指随意运动功能减低或丧失,临床上表现为受累肢体无力或完全不能活动,是神经系统常见症状之一。从大脑到肌肉的运动通路任何一点联系发生中断均可引起瘫痪。

(一)分类

1.按瘫痪的程度分类

按瘫痪的程度分类,可分完全性瘫痪和不完全性瘫痪。完全性瘫痪为瘫痪肌肉肌力完全丧失,无法进行任何随意运动;不完全性瘫痪为瘫痪肌肉肌力呈不同程度的降低,存在部分随意运动。

2.按瘫痪的解剖部位分类

按瘫痪的解剖部位分类,可分为偏瘫、交叉性瘫、截瘫、四肢瘫、单肢瘫、局部瘫。

(1)偏瘫:指同侧上下肢的瘫痪,有时累及面部,是最常见的瘫痪形式。除极少数特殊患者外,该类型瘫痪是由脑干以上的皮质脊髓通路受损引起,常见于急性脑梗死、脑出血、脑肿瘤等。

(2)交叉性瘫:指一侧脑神经麻痹和对侧肢体瘫痪,是脑干病变的特征性表现,见于各脑干综合征。

(3)截瘫:一般指两上肢正常而双下肢瘫痪的一种状态,常由脊髓疾病所引起,常伴有传导束型感觉障碍和二便障碍。以胸段脊髓病变最为典型,呈病变以下运动、感觉以及膀胱直肠功能障碍。急性期患者多为弛缓性瘫痪,肌张力低下,肌腱反射消失,病理征阴性;急性期之后,逐步出现肌张力升高,腱反射亢进和锥体束征阳性。此后,肢体肌张力进一步升高,肌腱反射亢进和阵挛,呈痉挛性截瘫;如病变在腰骶段则不出现痉挛性截瘫,而呈弛缓性瘫,同时伴有膀胱直肠功能障碍者称为低位截瘫;病损累及颈、胸段而出现的截瘫称为高位截瘫;两侧前角细胞或前根病变所致的非对称性下肢无力称为截瘫。

(4)四肢瘫:指双侧上下肢瘫痪,双侧颈髓以上的皮质脊髓通路受损、广泛的脊髓前角或周围神经病变、神经肌接头或肌肉病变均可导致四肢瘫。四肢瘫的早期也可表现为2个或3个肢体的瘫痪。

(5)单肢瘫:指单个肢体的瘫痪,一个肢体或肢体的某一部分瘫痪均属于单肢瘫的范围。单瘫有2种可能:一种是大脑运动区局限性病变,进而引起该区所支配的肢体瘫痪,属于上运动神经元性瘫痪;另一种可能是相应的脊髓前角、脊髓神经根、脊髓神经丛的病变,也可以出现单肢瘫,属于下运动神经元病变。但是,单肢瘫也可以是偏瘫或截瘫病程中某一个阶段的表现。

(6)局部瘫:指局部的随意肌的瘫痪所引起的无力和肌肉萎缩,根据其分布又可分为对称性和非对称性2种。①对称性局部瘫痪:有两侧展神经麻痹、双侧面瘫、延髓麻痹、面-肩-肱肌营养不良、末梢神经炎、吉兰-巴雷综合征等。②非对称性局部瘫痪:常由单神经损伤引起,有动眼神经麻痹、展神经麻痹、面神经瘫痪、舌下神经麻痹、副神经麻痹、桡神经麻痹、尺神经麻痹、腓神经麻痹等。

3.按瘫痪的性质分类

根据瘫痪的性质,可分为痉挛性瘫痪和弛缓性瘫痪。痉挛性瘫痪是指瘫痪的肢体肌张力增高,肢体被动运动时抵抗力大并有僵硬感,腱反射亢进;弛缓性瘫痪是指瘫痪的肢体肌张力低下,肢体被动运动时阻抗小,腱反射减低或丧失。痉挛性瘫痪为上运动神经元损害所致,弛缓性瘫痪可由下运动神经元或神经肌接头、肌肉等部位的病变所致。

在上运动神经元损害的急性期,可出现脊休克现象,也可表现出弛缓性瘫痪,待度过急性休克期才逐渐表现出痉挛性瘫痪的特点。休克期长短依损害程度、全身状况而异,一般数天或数周不等,休克现象的产生是正常生理状态下,脑干锥体外系下行通路对下运动神经元具有易化作用,锥体束急性严重病变常同时累及此通路,使下运动神经元失去易化作用,兴奋性降低,呈现弛缓性瘫痪。待下运动神经元兴奋性恢复后,才表现为固有的痉挛性瘫痪。

(二)发生机制

肌纤维是组成肌肉的基本单位,由肌细胞膜、肌核、肌原纤维、线粒体等结构组成,根据结构及生理功能可将肌纤维分为2种类型:Ⅰ型肌纤维和Ⅱ型肌纤维,Ⅰ型肌纤维与Ⅱ型肌纤维在各部位的肌肉中均匀分布。肌纤维纵向排列积聚成为肌束,众多肌束组成每一块肌肉。运动神经与肌细胞膜形成神经肌肉突触联系,完成神经肌肉的兴奋传递,支配骨骼肌完成随意活动。线粒体氧化代谢提供的能量使肌肉完成收缩和舒张动作,肌肉的收缩和舒张可以维持正常的肌容积。神经纤维对肌肉纤维也有营养作用。因此,病变累及肌肉本身及与肌肉联系的神经时均可导致肌肉萎缩。

(三)诊断评估

1.肌肉的体积和外观诊断评估

通过观察和触摸比较对称部位肌肉的外形和体积,观察有无肌肉萎缩和假性肥大,必要时用尺测量骨性标志,如髌骨、踝关节、腕骨上下一定距离处两侧肢体对等位置上的周径,正常时两侧相差少于 1 cm,右利手者右侧肢体略粗。肌肉萎缩主要见于下运动神经元损害,亦见于各种肌病。假性肥大表现为肌肉外观肥大,触之坚硬,力量减弱,多见于腓肠肌和三角肌,最常见的病因是进行性肌营养不良症。肌束震颤主要由下运动神经元损伤引起,最多见于前角运动神经元的病变。

2.肌张力诊断评估

肌张力指肢体静息状态时肌肉的紧张度,可通过触诊肌肉的硬度和关节运动时的阻力来判断。肌张力异常可表现为以下几种类型。

(1)肌张力降低:肌肉松弛,被动运动时阻力减低或消失,关节的运动范围大。常见于下运动神经元瘫痪、舞蹈病、小脑病变、脊髓后索病变、某些肌病和脑或脊髓急性病损的休克期。

(2)肌张力增高:肌肉坚硬,被动运动时阻力增大,关节运动的范围缩小。锥体束损害时的肌张力增高称为痉挛性肌张力增高,其特点是上肢的屈肌和下肢的伸肌增高更明显,被动运动开始时阻力大,终点时阻力突然减小,称为折刀样肌张力增高。锥体外系的肌张力增高特点是屈肌和伸肌肌张力均增高,被动运动时所遇到的阻力是均匀的,即铅管样肌张力增高,又称强直性肌张力增高。如伴震颤,则出现规律而连续的停顿,如齿轮样转动的感觉,称为齿轮样强直,见于帕金森病。

(3)肌张力游走性增高或降低:肌张力变化不稳定,有的部位增高,有的部位降低,常见于新纹状体病变。

(4)异型紧张:指有些患者不能放松,当检查时就会移动肢体。严重的患者在检查者快速移动其肢体时,就会出现强直,而在检查者缓慢移动时肌张力正常。该现象通常发生在前额叶和弥散性的脑损伤的患者中。

3.肢体轻瘫诊断评估

(1)上肢平伸试验:患者平伸上肢,掌心向上,数分钟后轻瘫侧上肢会逐渐下垂并旋前。

(2)数指试验:嘱患者把手指全部伸开,然后逐个屈曲,与拇指相对,轻瘫侧笨拙或不能。

(3)分指试验:嘱患者两手五指分开并伸直,两手相对,数秒钟后轻瘫侧手指逐渐并拢和屈曲。

(4)轻瘫侧小指征:双上肢平举,手心向下,轻瘫侧小指轻度外展。

(5)下肢轻瘫试验:令患者仰卧,两下肢膝、髋关节均屈曲成直角,数秒钟后患侧下肢逐渐下落,亦可取俯卧位,两小腿抬举约 45°,并保持该姿势,患侧小腿缓慢下落低于健侧。

(6)杰克逊综合征:令患者仰卧两腿伸直,轻瘫侧下肢呈外展外旋位。

(7)Neri 征:患者站立时轻瘫侧肢体膝关节屈曲。

(8)胡佛征:检查者双手分别放在患者双下肢足跟的下面,瘫痪侧肢体的下压力大。

(9)股屈曲现象:患者仰卧位,两手在胸前交叉,嘱患者坐起,此时轻瘫痪侧髋关节屈曲,患足抬高离床而健侧不动。

七、肌萎缩

肌萎缩是指骨骼肌体积缩小、肌纤维变细和(或)数量减少,甚至消失。任何原因引起肌细胞合成代谢低于分解代谢均可导致肌萎缩,通常是下运动神经元病变或肌肉病变的结果。临床上,肌萎缩主要可分为神经源性肌萎缩、肌源性肌萎缩、失用性肌萎缩以及反射性肌萎缩。肌萎缩应注意与消瘦相鉴别,后者为全身普遍现象。

(一)分类

1.神经源性肌萎缩

(1)下运动神经元损害:肌萎缩最常见的致病原因,指神经-肌肉接头处之前的神经结构病变引起的肌萎缩,此类肌萎缩常起病急,进展较快。

(2)上运动神经元损害:一般不出现肌萎缩。但少数情况下也可出现相应部位肌萎缩,如顶叶病变、大脑半球运动区的先天发育不良等均可引起对侧偏身或局部肌萎缩,顶叶病变出现局限于手部和臀部的肌萎缩,萎缩部位皮肤菲薄且有不同程度的深感觉障碍。

2.肌源性肌萎缩

肌源性肌萎缩指神经肌肉接头突触后膜以后,包括肌膜、线粒体、肌丝等病变所引起的肌萎缩,不伴皮肤营养障碍和感觉障碍,无肌束颤动。实验室检查血清酶如肌酸磷酸激酶等不同程度升高,肌电图呈肌源性损害,肌肉活体组织检查可见病变部位肌纤维肿胀、坏死、结缔组织增生和炎细胞浸润等。常见于进行性肌营养不良、强直性肌营养不良和肌炎等。

3.失用性肌萎缩

肢体长时间的不动或少动,使末梢神经感受器受到的生理刺激减少,神经离心冲动减少的同时局部血液供应相应减少,最终导致肌肉萎缩。

4.反射性肌萎缩

反射性肌萎缩也称继发性肌萎缩,常见于肢体的某些特定部位如关节、肌腱、骨骼、软组织的损伤、炎症或退行性病变等,导致邻近部位的肌萎缩。如类风湿关节炎等骨关节病,萎缩常发生在相应关节周围。

(二)发生机制

当损伤部位在脊髓前角细胞时,受累肢体的肌萎缩呈节段性分布,伴肌力减低、腱反射减弱和肌束震颤,一般无感觉障碍;延髓运动神经核病变时,可出现延髓麻痹、舌肌萎缩和肌束震颤,常见于急性脊髓灰质炎、进行性脊肌萎缩症和肌萎缩侧索硬化症等;当损伤部位在神经根或神经干时,肌萎缩常呈根性或干性分布。单纯前根损伤所引起的肌萎缩和脊髓前角的损害相似,后根同时受累则出现感觉障碍和疼痛,常见于腰骶外伤、颈椎病等;多神经根或神经丛的损害常出现以近端为主的肌萎缩,常见于急性炎症性脱髓鞘性多发性神经病;单神经病变时,肌萎缩只发生在该神经支配的范围内。

(三)诊断评估

1.临床表现

需要关注的要点包括起病年龄、起病方式、受累肌群、家族史及遗传方式、伴随的其他系统受累表现等。遗传性疾病通常起病年龄小,如婴幼儿起病表现为"软婴综合征"的先天性肌病、先天性肌营养不良和脊肌萎缩症,儿童起病的迪谢内肌营养不良以及起病较早的腓骨肌萎缩症、代谢性肌病、面肩肱型肌营养不良等,当然也有成人起病的部分肢带型肌营养不良、肯尼迪综合征等。获得性疾病成人起病更多,如重症肌无力、吉兰-巴雷综合征、炎性肌病、多灶性运动神经病、肌萎缩侧索硬化等,其中仍有儿童起病的重症肌无力和皮肌炎,而肌萎缩侧索硬化和炎性肌病中的包涵体肌炎起病年龄更晚。遗传性疾病通常渐起缓进,而获得性疾病相对进展快,但其中的包涵体肌炎和多灶性运动神经病则进展较慢。伴随的其他系统受累表现如迪谢内肌营养不良、强直性肌营养不良、艾-德肌营养不良、线粒体病等可伴心脏受累,先天性肌营养不良、线粒体脑肌病可伴中枢受累,皮肌炎伴皮肤受累等。

2.肌电图检查

在运动单位病变中,肌电图检查对定位诊断起到举足轻重的作用。有经验的电生理医师可以通过肌电图检查较为准确地将病因定位于前角、运动神经、神经肌肉接头和肌肉,特别是神经源性肌萎缩,同时肌电图检查对定性尚可有极大参考价值。例如肌萎缩侧索硬化广泛的前角受累,青年良性手肌萎缩特征部位的节段性前角受累,肯尼迪综合征广泛前角受累伴感觉神经元或轴索损害,多灶性运动神经病的传导阻滞等。另外,肌电图检查对异常肌肉活动如肌强直、肌肉颤搐等都有诊断价值。

3.肌肉活体组织检查

在肌电图检查无法确定是神经源性还是肌源性肌萎缩时,或已明确肌源性损害却无法准确定性时,肌肉活体组织检查通常可提供明确的诊断依据。

(1)神经源性损害和肌源性损害:两者的肌肉病理特点各不相同,神经源性损害中萎缩的肌纤维成角样,可有纤维类型的群组化(慢性病变)、群性萎缩、靶样纤维(急性病变)等;肌源性损害中萎缩的肌纤维呈小圆形,可有肌纤维的新生和坏死、肌纤维的肥大和分裂(慢性病变)、核内移等。

(2)炎性肌病:多肌炎病理可见肌纤维大小不一,有新生和坏死,炎性细胞的浸润主要在肌束内,特征性改变为完整肌纤维周边的 T 细胞浸润;皮肌炎的萎缩肌纤维主要分布在束周,称为束周萎缩,炎性细胞的浸润也主要在肌束周围;包涵体肌炎的炎性细胞浸润和多肌炎相似,但萎缩的肌纤维类似神经源性肌萎缩,特征性改变为镶边空泡及电镜下的管状细丝包涵体。

(3)肌营养不良:病理可见肌纤维大小不一,有新生和坏死、核内移、不透明纤维、结缔组织增生等。肌营养不良多为肌细胞骨架或功能蛋白缺陷所致,因此,针对相应蛋白的免疫组化染色可对肌营养不良进行具体分类,如肌萎缩蛋白,膜修复蛋白,肌聚糖蛋白 α、β、γ、δ 的缺失分别对应于迪谢内肌营养不良或贝克肌营养不良等。

(4)代谢性肌病:改良 Gomori 三色染色、油红 O 染色、过碘酸希夫染色等染色能明确大部分线粒体病、脂质沉积病和糖原贮积症的诊断。

八、共济失调

共济失调是指小脑、本体感觉以及前庭功能障碍导致的运动笨拙和不协调,累及躯干、四肢和咽喉肌时可引起身体平衡失调,姿势不稳、步态不稳以及构音障碍。深感觉、前庭系统和小脑的损害都可产生共济失调,共济失调可以是疾病的突出表现,也可以是多系统症状之一。

(一)分类

1.小脑性共济失调

(1)姿势和步态改变:①小脑蚓部病变。可引起站立不稳,步态蹒跚,行走时两腿分开呈共济失调步态,坐位时患者将双手和两腿呈外展位分开以保持身体平衡。②蚓部受损:上蚓部受损向前倾倒、下蚓部受损向后倾倒,一侧小脑半球受损行走时向患侧倾倒。

(2)随意运动协调障碍:小脑半球病变可引起辨距不良、意向性震颤,以及对精细运动的协调障碍。

(3)言语障碍:呈吟诗样语言、暴发性语言。

(4)眼运动障碍:双眼粗大、眼球震颤,少数可见下跳性眼球震颤、反弹性眼球震颤等。

(5)肌张力降低:小脑病变时常可出现肌张力降低,腱反射减弱或消失,坐位时可出现钟摆样腱反射。

2.前庭性共济失调

(1)患者表现为站立不稳,改变头位可使症状加重,行走时向患侧倾倒。伴明显的眩晕、恶心、呕吐、眼球震颤。

(2)前庭性共济失调多见于内耳疾病、脑血管病、脑炎以及多发性硬化等。

3.感觉性共济失调

(1)患者表现为站立不稳、迈步不知远近、落足不知深浅、睁眼时不明显、闭目难立征阳性,无眩晕、眼球震颤和言语障碍。

(2)感觉性共济失调多见于脊髓后索和周围神经病变,也可见于其他影响深感觉传导路的病变等。

4.大脑性共济失调

(1)额叶性共济失调:额叶或额桥小脑束病变引起,症状出现在对侧肢体,表现为类似小脑性共济失调。常伴有肌张力增高,病理反射阳性,精神症状,强握反射等额叶损害表现。

(2)颞叶性共济失调:颞叶或颞桥束病变引起,表现为对侧肢体的共济失调,可伴有同向性象限盲和失语等。

(3)顶叶性共济失调:表现为对侧肢体不同程度的共济失调,闭眼时症状明显,深感觉障碍多不重或呈一过性。两侧旁中央小叶后部受损可出现双下肢感觉性共济失调和大小便障碍。

(4)枕叶性共济失调:枕叶或枕桥束病变引起,表现为对侧肢体的共济失调,伴有深感觉障碍,闭眼时加重,可伴视觉障碍等。

(二)发生机制

任何一个简单的运动必须有主动肌、对抗肌、协同肌和固定肌4组肌肉的参与才能完成,并有赖于神经系统的协调和平衡。后者包括深感觉向中枢神经系统反映躯体各部位的位置和运动方向;前庭系统传导平衡信息,引起体位、视线调节和空间定位感觉等的平衡反应;小脑为运动的协调中枢。这些结构的功能又都是在大脑皮质的统一控制下完成的。因此,深感觉、前庭系统、小脑和大脑的损害都可发生共济失调,分别称为感觉性、前庭性、小脑性和大脑性共济失调。大脑性共济失调较轻且临床少见,本部分主要介绍感觉性、前庭性、小脑性共济失调。

1.小脑性共济失调

小脑性共济失调由小脑病变或是小脑脚、红核、脑桥或脊髓的传入、传出纤维联系的病变引起。小脑性共济失调常出现肌张力降低,导致体位的维持障碍。除了肌张力降低,小脑性共济失调还表现为随意运动的不能协调。小脑在眼球运动的控制中起重要作用,因此小脑病变时常导致眼球运动异常。

根据小脑与运动、感觉、视觉和听觉联系的躯体定位关系,不同小脑解剖区各有其独特的功能。

(1)中线结构病变:小脑中线结构包括蚓部、绒球小结和与之相联系的皮质下核团(顶核),参与轴线运动的调控,包括眼球运动、头部和躯干姿势、体位和步态。因此,小脑中线病变的临床特征为眼球震颤和其他眼球运动障碍、头和躯干摇摆不稳(蹒跚)、姿势不稳和步态共济失调。小脑上蚓部的选择性受累常发生于酒精性小脑变性,只引起或主要引起步态共济失调。

(2)半球病变:小脑的外侧区域(小脑半球)参与同侧肢体的运动协调和张力维持,也参与调节同侧凝视运动。因此,小脑半球的病变可引起同侧肢体的偏侧共济失调和肌张力减低、眼球震颤,以及一过性的同向凝视麻痹,不能随意看到病变侧。小脑半球的旁中线病变还可导致小脑性构音障碍。

(3)弥漫性病变:许多小脑病变,如中毒性、代谢性和变性可使小脑弥漫性受累,这些情况下会出现小脑中线和半球联合受损的临床表现。

2.前庭性共济失调

前庭的外周性损害多影响内耳迷路或神经前庭支,中枢性损害多影响脑干的前庭神经核或核团间的联系。这些病变均可导致前庭性共济失调,常会出现眼球震颤,典型的是单向眼球震颤,而且在凝视病变对侧时最明显,不会出现构音障碍。前庭性共济失调是重力依赖性的,肢体运动的不协调在平躺时表现不出来,当患者试图站立或行走时就变得非常明显。

3.感觉性共济失调

在本体感觉的传导通路中,感觉神经、神经根、脊髓后索或内侧纵束的病变均可引起感觉性共济失调。丘脑和顶叶病变是对侧偏身感觉性共济失调的罕见病因;多神经病和脊髓后索病变引起的感觉性共济失调主要以对称方式影响步态和双下肢,上肢受累较轻或完全不受累。查体可发现受累肢体的关节运动觉受损,振动觉通常也受到影响。无眩晕、眼球震颤和构音障碍是本病的特征。

4.大脑性共济失调

大脑性共济失调有别于小脑性共济失调,大脑额、颞、枕叶与小脑半球之间有额桥束和颞枕桥束相联系,故当大脑损害时也可出现共济失调。但大脑性共济失调通常不如小脑性共济失调症状明显,较少伴发眼球震颤,临床意义远较其他3类共济失调小。

(三)诊断评估

1.MRI 检查

头部 MRI 检查可以发现小脑、脑干是否有萎缩及其程度,以及是否合并脑桥和橄榄的萎缩,可帮助脊髓小脑共济失调诊断分型。还可鉴别小脑、丘脑及额、顶、枕叶的结核球、脓肿、肿瘤性、血管性等病变,增强后结核球、脓肿、肿瘤性病变可见明显强化,如为脓肿则可见完整的包膜。头颅磁共振血管成像检查可帮助发现颅内血管病变引起的共济失调。脊髓 MRI 检查可以发现椎管内占位、脊髓肿瘤,有时亚急性联合变性的患者可见脊髓后份的长 T_2 信号。

2.CT 检查

头部 CT 检查对颅内出血性疾病导致共济失调的筛查有重要意义,增强 CT 检查可帮助鉴别结核球、原发性肿瘤、转移性肿瘤等疾病。如怀疑共济失调为全身性肿瘤所致的神经系统损害时,应对相应的身体部位进行 CT 检查。

3.肌电图检查和体感诱发电位检查

周围神经(感觉神经和运动神经)的传导速度和波幅的检查,可以明确周围神经损伤的范围和程度,以及为炎症、肿瘤等疾病的鉴别提供依据。体感诱发电位对遗传性疾病如遗传性共济失调有提示作用。

4.脑电图检查

脑电图检查有助于伴有癫痫的遗传性共济失调患者的临床分型,对脑炎等颅内感染性疾病也有提示作用。

5.心电图和心脏彩超检查

心电图和心脏彩超检查对遗传性共济失调的鉴别诊断有重要提示作用,如心电图发现 T 波倒置、传导阻滞等,心脏彩超检查发现心室肥大、流出道梗阻等可提示弗里德赖希共济失调的诊断。

6.腰椎穿刺

脑脊液蛋白水平升高,而细胞计数正常,提示炎症性疾病如多发性神经根神经炎。如怀疑为中枢神经系统的炎症性疾病如多发性硬化,行脑脊液的免疫球蛋白 G 合成率和寡克隆区带的检查,可见免疫球蛋白 G 合成率增高和寡克隆区带阳性。脑脊液糖和氯水平降低,细胞计数和蛋白水平升高,可提示感染性疾病。脑脊液检查正常支持遗传性共济失调的诊断。

7.特殊试验

(1)指鼻试验:嘱患者外展上肢,闭眼,用自己的示指快速指向并触及鼻尖,不能完成者为阳性。

(2)闭目站立试验:嘱患者站立后闭目,阳性者不能站立,多见于脊髓痨、多发性周围神经炎及小脑病变。

(3)跟膝试验:嘱患者足跟放于对侧膝上,然后沿胫骨前方向足面滑动,不能完成者为阳性,阳性体征见于小脑及后索病变。

8.其他检查

血常规检查可以发现大细胞贫血,有时需要行骨髓穿刺检查进一步明确,有条件应在维生素 B_{12} 治疗前检测游离维生素 B_{12} 的浓度,可有助于亚急性联合变性的诊断。如怀疑为脊髓痨的患者应行梅毒血清学检查;如怀疑有脑结核球或脓肿,应行血结核菌素试验或血培养等检查;如怀疑为肿瘤所致,应行肿瘤标志物的血清学检查。

九、步态异常

步态异常是指行走的步幅、频率、姿态、协调性以及稳定性异常改变的病理现象,对确定神经系统病变部位具有重要价值。

(一)常见类型

1.偏瘫步态

偏瘫步态为单侧皮质脊髓束受损所致,表现为患侧上肢通常屈曲、内收、旋前,自然摆动消失,下肢伸直、外旋,迈步时将患侧盆骨部提得较高或腿外旋画一半圈的环形运动,脚刮擦地面,故又称"划圈步态"。偏瘫步态常见于脑血管病或脑外伤恢复期和后遗症期。

2.痉挛性截瘫步态

痉挛性截瘫步态为双侧皮质脊髓束受损所致,表现为患者站立时双下肢伸直靠近,小腿略分开,双足下垂伴有内旋。行走时躯干前倾,两臂抬举,两大腿强烈内收,膝关节紧贴,足前半和趾底部着地,似用足尖走路,交叉前进,似剪刀状,故又称"剪刀样步态"。痉挛性截瘫步态常见于脑性瘫痪的患者、多发性硬化、脊髓空洞症、脊髓压迫症、脊髓血管病及炎症恢复期、遗传性痉挛性截瘫等。

3.慌张步态

慌张步态表现为身体前屈,头向前探,肘、腕、膝关节屈曲,双臂略微内收于躯干前。行走时起步困难,第一步不能迅速迈出,开始行走后,步履缓慢,之后速度逐渐加快,碎步前冲,双上肢自然摆臂减少,止步困难,极易跌倒;转身费力,以一脚为轴,挪蹭转身。慌张步态是帕金森病的典型症状之一。

4.跨阈步态

跨阈步态是由于胫前肌群病变导致足尖下垂,足部不能背屈,行走时为避免上述因素造成的足尖拖地现象,向前迈步抬腿过高,脚悬起,落脚时总是足尖先触及地面,如跨门槛样,又称"鸭步"。跨阈步态常见于腓总神经损伤、脊髓灰质炎或进行性腓骨肌萎缩等。

5.摇摆步态

摇摆步态指行走时躯干部,特别是臀部左右交替摆动的一种步态,是由于躯干及臀部肌群肌力减退,行走时不能固定躯干及臀部,从而造成摆臀现象,又称"鸭步"。多见于进行性肌营养不良症,亦见于进行性脊肌萎缩症、少年型脊肌萎缩症等。

6.共济失调步态

小脑受损表现为行走时两腿分开,步基宽大,站立时向患侧倾倒,步态不稳且向一侧偏斜,双足拖地,步幅、步频规律性差,称小脑性共济失调。共济失调步态多见于遗传性小脑性共济失调、小脑血管病和炎症等。

此外,深感觉传入神经通路任何水平受累均可出现感觉性共济失调,表现为肢体活动不稳、晃动,行走时肢体略屈曲,寻找落脚点及外周支撑,腿部运动过大,双脚触地粗重,失去视觉提示时,症状加重,夜间行走困难,踩棉花感,闭目难立征阳性。多见于脊髓痨、脊髓小脑变性疾病、慢性酒精中毒、副肿瘤综合征、脊髓亚急性联合变性、脊髓压迫症等。

(二)发生机制

1.中枢神经系统损伤

脑卒中、脑外伤、脑性瘫痪、帕金森病、小脑及其传导通路病变、脊髓病变均可导致步态异常,如偏瘫步态是因延髓以上的单侧皮质脊髓束病变致对侧肢体瘫痪所致;痉挛性截瘫步态是因延髓以下双侧皮质脊髓束病变致双下肢瘫痪引起;剪刀步态见于脑性瘫痪患者;慌张步态是因大脑黑质-纹状体系统病变致肌肉强直、震颤所致;小脑共济失调步态是因小脑及其传导通路病变导致肌张力及运动协调障碍引起,蹒跚步态是因小脑、前庭或深感觉传导通路病变所致。

2.周围神经系统损伤

各种原因造成的周围神经损伤,引起所支配肌肉无力、萎缩、感觉障碍等,从而导致步态异常。如臀大肌步态、臀中肌步态、股四头肌步态、跨阈步态、腓肠肌/比目鱼肌无力步态等。

3.肌肉骨骼系统疾病与损伤

骨关节因素:由于运动损伤、骨关节疾病、先天畸形、截肢、手术等造成的躯干、骨盆、髋、膝、踝、足静态畸形和两下肢长度不等。疼痛和关节松弛等也可对步态造成影响。腓骨肌萎缩症以及进行性肌营养不良症等可导致跨阈步态、臀中肌步态、臀大肌步态等。

(三)诊断评估

1.病史

起病及病情发展的趋势对步态异常的诊断有重要帮助,绝大多数老年患者步态异常是逐渐发生的,且进展缓慢,病程多为数月或数年,而几天内急性发生的步态异常多为脑脊髓血管性疾病,一般患者均因为跌倒才意识到平衡障碍的存在。脑部及脊髓病变患者除步态异常外,常可有头痛、腰背痛、感觉障碍、肌力减退等神经系统其他表现。尿急、排尿不连续提示脑,特别是额叶皮质下病变或脊髓病变。

应查清患者对乙醇及其他影响平衡运动的药物的使用情况及既往健康状况,有无肝、肾功能障碍以及呼吸系统疾病的病史。对跛行者还应注意有无骨、关节疾病与损伤史。如有步态异常家族史者应考虑遗传性肌病、遗传性共济失调等的可能。视力障碍与眩晕发作病史可提示视觉及前庭病变。

2.神经系统诊断评估

严格的神经系统检查可帮助疾病定位,由于躯干及肢体近端肌力对行走的影响更大,故应成为神经系统检查的重点。除常规的神经系统检查外,应着重对步态进行分析,必须认真进行下列针对行走异常的检查。

(1)嘱患者由坐位转变为站立位。

(2)维持站立位。

(3)承受各个方向(向前、向后及向两侧)的推动。

(4)观察起步,有无僵硬、迟疑。

(5)注意行走的动作,步基的宽度,步幅的长度,双足立地时间长短,抬脚力度、节律,双臂摆动等情况。

(6)转弯。

(7)观察患者在失衡状态下自主性的挽救及保护反射。

通过上述检查可进一步与患者建立良好的沟通,增加对病状的进一步了解,从而提高诊断正确率。

3.其他检查

尽早施行 MRI 检查对诊断有较大的帮助,它可以清晰显示脑干和小脑的病变,MRI检查还可进行屏幕测试以确诊脑积水,对白质异常的表现较为敏感,但应注意在临床上,T_1相含水增多的表现是非特异性的,应结合其他的表现来诊断白质疏松症等病变。在许多不明原因的老年性行走异常者,MRI 检查常可发现脑室旁及半卵圆中心的多发性腔隙性梗死。最后可考虑使用诊断试验,包括平台位置图、肌电图连续记录,以进行步态分析。

第三章　神经系统疾病体格检查

一、一般检查

神经系统疾病的一般检查包括患者的意识、智力、精神情况等内容。

(一)一般情况

观察患者意识是否清晰,检查是否配合,应答是否切题;有无痛苦面容、异常步态或不自主运动;观察全身营养状况,注意有无恶病质或明显肌肉萎缩,有无肥胖或不均匀的脂肪沉积。

(二)智力水平

观察患者对简单计算问题的口算或笔答能力,对常用词语的理解能力,以及对一般常识性知识的掌握情况。可对智力进行量化测量的检查工具有韦克斯勒智力量表,分为成人版和儿童版 2 种,在国内经修订后已获广泛应用。

(三)精神情况

与患者交谈,观察患者思维、情感和行为的形式与内容,判断是否有思维分裂、情感障碍、思维怪异等现象。必要时应予以详细的临床神经精神学检查。

(四)头、面、颈部

1.头部

(1)望诊:注意形状、大小以及色泽,有无畸形(如大头、小头、尖头、舟状头等)、伤痕、结节或包块,有无迂曲充盈的静脉及扩张搏动的动脉,有无耳、鼻脑脊液漏。

(2)触诊:有无压痛,肿块性质及其与颅骨、头皮的关系,颅骨缺损范围,能否扪及血管性震颤,颅缝有无分离,小儿囟门闭合情况及囟门张力。

(3)叩诊:鼓音或破壶音,见于小儿脑积水患者。

(4)听诊:血管杂音,见于颅内外动静脉瘘、血管瘤、动静脉畸形。典型者如颈内动脉海绵窦瘘的眶额部杂音、头皮蔓状血管瘤的局部杂音等。

2.面部

有无血管痣,前额部血管痣常见于颅面联合血管畸形;有无面部发育畸形,如颅面部骨纤维异常增殖症可呈骨性狮面面容,双侧颜面不对称见于眶距增宽症,面部皮下结节可见于猪囊尾蚴病。肌病及甲状腺功能亢进、甲状腺功能减退、肢端肥大症等均有各自的特征性面容。

3.颈部

有无斜颈、短颈以及颈强直,颈部各项活动有无障碍,颈椎有无压痛,颈动脉搏动是否对称,颈静脉有无怒张。

(五)躯干及四肢

体表有无牛奶咖啡色斑及皮下结节,两者多见于神经纤维瘤病;单纯皮下结节也见于猪囊尾蚴病;注意毛发分布情况,有无毛发异常增多、稀疏或脱落;有无各种畸形,如脊柱后凸、脊柱侧弯、脊膜膨出、骶椎裂、手指(足趾)发育异常、马蹄内(外)翻足;检查棘突及椎旁有无压痛、叩痛等。

二、脑神经检查

12对脑神经的检查应按先后次序逐一检查,各神经检查的方法有多种方式,列举如下。

(一)嗅神经

1.检查方法

询问患者鼻腔是否通畅,以排除鼻塞。检查时嘱患者闭目,以手指压住一侧鼻孔,用另一鼻孔闻各种易挥发溶液的气味,令其说出所嗅液体为何物,然后检查对侧。常用易挥发溶液有乙醇、食醋、松节油、玫瑰水、柠檬水等。精确检查时,可用嗅觉计测定。注意检查时患者一定要闭目,以免视觉线索对患者嗅觉判断产生暗示作用。

2.临床意义

(1)嗅觉减弱或丧失:见于额叶和颅前窝底病变,如嗅沟、鞍结节或蝶骨嵴脑膜瘤、垂体腺瘤、额叶胶质细胞瘤、颅前窝骨折等。因嗅丝、嗅束、嗅放射以及嗅皮质(颞叶海马旁回沟)等部位受损所致,一般为单侧损害,逐渐发展为双侧,以病变明显侧嗅觉改变为重。双侧嗅觉丧失最常见于鼻黏膜局部炎症,如上呼吸道感染、感冒、鼻炎等,由嗅神经感觉末梢病变引起。

（2）嗅觉过敏及幻嗅：常为某些癫痫发作的先兆，发作前患者有奇臭气味感，多为颞叶海马沟回受炎症、肿瘤或外伤刺激而造成，故又称钩回发作。

（3）单侧嗅放射或嗅觉皮质病变：一般不引起嗅觉明显障碍。

(二)视神经

1.检查方法

（1）视力：先排除眼球本身病变，两眼分别检查。通常用视力表，粗测可嘱患者阅读书报，并和正常人对比。视力显著下降者，可让其辨认眼前不同距离处手指数或手指晃动情况，或以手电光试其有无光感。分别用"失明""光感""指动感""××cm内可辨指数"表示。

（2）视野：眼球正视时所能看到的注视点以外的空间范围称视野。正常单眼视野颞侧约 90°，鼻侧及上、下方为 50°～70°。精确的视野检查使用视野计，粗测常用对照法：患者背光与医师相对而坐，嘱闭左眼，医师手指从上、下、左、右周边部逐渐向中心移动，嘱患者见到手指时立即说出，同法再测另一眼。根据正常视野即可比较出患者视野缺损的大致情况。

（3）眼底：用检眼镜进行检查。正常眼底视网膜呈现橘红色，视盘位于视网膜靠鼻侧方向，圆形，边缘清楚，色淡红，中央有色泽较淡的生理凹陷。视网膜中央动脉、静脉穿过视盘中心，分上、下 2 支及许多小支，彼此不吻合。动脉色鲜红，较细而直；静脉色暗红，较粗而曲。动、静脉管径比例约 2：3，黄斑位于视盘颞侧稍下方约 2 个视盘距离处，范围有 1 个视盘大小，颜色较视网膜深，中央有很亮的中心凹反光点。注意观察视盘颜色、大小、形态，边缘是否整齐、有无隆起，中心生理凹陷是否扩大；动静脉精细比例弯曲度和管壁反光强度；有无动静脉交叉处静脉受压；视网膜及黄斑区有无渗出物、出血、色素沉着以及水肿，黄斑中心凹是否存在。

2.临床意义

（1）视盘水肿：为颅内压增高使眼静脉回流受阻引起。早期视盘充血、变红，边缘模糊，生理凹陷消失。进而视盘隆起，静脉充盈，搏动消失。严重者静脉怒张、迂曲，视盘及其附近有火焰状出血及渗出。

（2）视神经萎缩：视盘色白，伴视力下降，视野向心性缩小，瞳孔散大，对光反射减弱或消失。原发性者视盘边缘清楚，若为一侧性，多为视神经直接受压所致；继发性者视盘边缘模糊，由视盘水肿或视神经炎所致。

（3）视网膜动脉硬化：早期动脉变细，管壁增厚，反光增强，似铜线状；严重者动脉呈银丝状，动静脉交叉处静脉受压变细甚至中断。

(三)动眼神经

1.检查方法

观察眼球位置和运动、瞳孔对光反射和调节反射,如眼球是否共轭,向内、向上及向下活动是否受限,以及上睑下垂,调节反射消失。

(1)眼裂宽度:观察两眼裂大小,有无眼睑下垂,附带可检查眼球是否突出或下陷。

(2)眼球位置和运动:①斜视。嘱患者正视前方,观察有无眼球偏斜。②眼球运动和复视:双眼随医师手指向各方向移动,观察两侧眼球活动受限及其程度,并询问有无复视。③同向偏斜和同向运动麻痹:双眼不同时向一侧注视(侧视麻痹)或向上方、下方注视(垂直运动麻痹)。④辐辏反射:嘱患者注视前方自远而近的医师手指,观察有无双眼内收障碍。

(3)瞳孔:观察瞳孔位置、大小、形状,边缘是否整齐,两侧是否相等,正常瞳孔为圆形,两侧等大,自然光线下直径 2~5 mm;用电筒光从侧面照射瞳孔,可见瞳孔缩小,称直接光反射;对侧瞳孔同时也缩小,称间接光反射;做辐辏反射检查时,在双眼内收的同时,双侧瞳孔也见缩小。

2.临床意义

(1)动眼神经麻痹:可见于颅内后循环系统动脉瘤、海绵窦综合征、外伤或肿瘤所致的眶上裂综合征、糖尿病合并动眼神经麻痹、痛性眼肌麻痹综合征等。

(2)同向运动麻痹:包括双眼不能同时侧视、不能同时上视和(或)下视2种,前者见于动眼神经核和展神经核以上的同向运动中枢及其通路的病变,常由脑干梗死或多发性硬化导致,后者见于上、下丘受损,常见于松果体肿瘤。刺激症状可表现为双眼同向偏斜或双眼上视痉挛。

(3)瞳孔异常:一侧或双侧瞳孔异常扩大或缩小、对光反应迟钝或消失等,可分别由动眼神经、视神经或交感神经病变引起。后者见于脑干以下颈交感神经径路损害,除同侧瞳孔缩小外,并有眼球内陷、眼裂变小、结膜充血、颜面无汗的症状,称霍纳综合征。

(四)滑车神经

1.检查方法

检查时嘱患者取坐位,检查者站在患者对面,一手固定其头,不使头随眼转动,另一手伸出一指于其眼前 1 m 处,做向左上、向左下、向右上、向右下等动作,嘱患者双眼跟随注视此手指动作,但头不动。检查者手指动作时,每次都应从中位出发(两眼向正前方注视时的位置为中位),而不是将几个动作连接起来画圆圈。眼球向下及外展运动减弱,提示滑车神经有损害。

2.临床意义

单纯滑车神经麻痹少见,多合并动眼神经麻痹。

(五)三叉神经

1.检查方法

(1)面部感觉:闭眼后,检查痛觉、温度觉、触觉,根据三叉神经分布范围,分别用大头针、棉丝测试痛觉和触觉,两侧及上、中、下 3 支对比。

(2)角膜反射:嘱向一侧注视,以棉丝从另一侧轻触角膜,引起眼睑敏捷闭合。同侧反应称直接反射,对侧为间接反射。三叉神经第 1 支、面神经或脑干病变均可引起角膜反射消失。但前者角膜感觉消失,面神经病变则角膜感觉存在。

(3)咀嚼运动:观察颞肌、咬肌有无萎缩;测试咀嚼运动时两侧肌力是否相等;观察张口时下颌有无偏斜。三叉神经运动支毁坏性病变,除咀嚼肌萎缩外,尚有咀嚼无力,张口困难;若一侧受累,张口时下颌偏向患侧。

2.临床意义

临床上多为单侧受损,表现出三叉神经痛或三叉神经麻痹,常见病因有异位动脉或静脉、动静脉畸形、动脉瘤对三叉神经根的压迫、扭转,桥小脑角或半月节部位的肿瘤,蛛网膜炎所致的粘连、增厚、颅骨肿瘤、转移癌等。

(六)展神经

1.检查方法

展神经损伤可引起外直肌瘫痪,出现患侧眼内斜视,检查时表现为向外侧转动受限。

2.临床意义

(1)一侧外展受限通常见于一条展神经麻痹,常由桥小脑肿瘤、鼻咽癌颅内转移、岩骨尖处骨折、糖尿病引起,也可能是眼内侧壁骨折等引起的内直肌的损伤。

(2)双侧外展受限通常由双侧展神经麻痹所致,常见于颅内高压时受压于颞骨岩尖部。

(七)面神经

1.检查方法

(1)准备不同的试液(如糖水、盐水、醋酸溶液等),嘱患者伸舌,检查者以棉签分别依次蘸取上述试液,轻涂于患者舌面上,让其辨味。每试一侧后即需漱口,两侧分别试之。检查患者的舌前 2/3 的味觉功能是否异常或者消失。

(2)面部表情肌:嘱患者皱额、闭眼、露齿、微笑、鼓腮、吹哨,看表情肌是否对称并有无消失。

2.临床意义

(1)中枢性面瘫和周围性面瘫:面神经核和(或)面神经的损害,引起同侧上、下组面肌均瘫痪,称周围性面瘫,可由面神经炎和颅底骨折等所致。面神经核以上损害,即一侧前中央回或皮质脑干束的病变,则只引起其支配的对侧下组面肌瘫痪,称中枢性面瘫,可由面神经以上水平脑出血、脑肿瘤等原因所致。

(2)面肌抽搐和痉挛:为一侧面肌的阵发性抽动或面肌持续性收缩。前者为面神经激惹症状,见于小脑脑桥角病变等;后者多为面神经炎恢复不全的后遗症状。

(八)听神经

1.检查方法

主要检查患者是否有自发性的眼球震颤以及有无听力减退和消失。

(1)眼球震颤:检查时,嘱患者头不动,两眼注视向上、下、左、右移动的医师手指(向外侧方向移动时,勿超过 45°),观察有无眼球震颤及其类型、幅度和速度。

(2)听力:常用音叉试验检查:①林纳试验。比较一侧耳的气导和骨导时间。将震动后的音叉柄置于耳后乳突上测定颅骨传导时间,待听不到声音时,即刻移至距外耳道口 1 cm 处,测定空气传导时间。正常气导长于骨导时间 15 秒以上,两者传导时间之比约为 2∶1,称为林纳试验阳性。②韦伯试验:比较双耳的骨传导时间。将震动的音叉柄置于前额中央,音波通过骨传导而达内耳。正常两耳听到的声音相等,故韦伯试验居中。

2.临床意义

(1)有快慢相的前庭型眼球震颤:以快相为震眼方向,临床上最多见,可为水平性、垂直性、旋转性或混合性,表明前庭系统有刺激性病变。当眼球震颤阴性而疑有前庭系统病变时,可用迅速更换体位的方法,观察各个位置是否出现眼球震颤,称位置性眼球震颤试验。

(2)神经性(感音性)耳聋:由内耳或听神经损害引起。不全损害时,音叉试验气导、骨导均缩短,但比例不变,称林纳试验短阳性;韦伯试验偏向健侧。当一耳完全性神经性耳聋时,由于音波自颅骨传至对侧健耳,造成骨导＞气导假象,应加注意；韦伯试验仍偏向健侧，且气导消失，可以鉴别。

（3）传导性（传音性）耳聋：由中耳病变或外耳道阻塞所致。音波自颅骨传导到内耳后，部分音波经中耳和外耳道向外传导受阻，从而患耳骨导声音增强，呈现林纳试验骨导大于气导现象，称林纳试验阴性；韦伯试验偏向患侧。

（九）舌咽神经

1.检查方法

（1）先注意患者说话有无鼻音、声音嘶哑或失音、吞咽困难、饮水呛咳等。

（2）接着检查咽部肌肉有无萎缩，悬雍垂的位置及软腭高低是否对称。再嘱患者发"啊"的声音，注意腭垂是否居中，两侧软腭高度是否一致。

（3）检查咽反射，以压舌板分别轻触双侧咽后壁，正常的反应为软腭上升、恶心呕吐。

（4）用棉签蘸液体检查舌后 1/3 的味觉功能，具体方法同面神经味觉检查，唯一不同的是涂拭的位置。

2.临床意义

（1）一侧舌咽神经损伤：表现为同侧舌后 1/3 味觉丧失，舌根及咽峡区痛觉消失，咽反射消失，同侧咽肌力弱及腮腺分泌明显障碍。临床上舌咽神经单独发生损伤者少见，常与后组脑神经损伤同时发生，一侧舌咽、迷走神经或其神经核受损害时，可出现同侧软腭麻痹、咽部感觉减退或消失、咽反射消失、呛咳以及声音嘶哑等。多见于周围性损害或核性损害，还可见于缺血性脑梗死、延髓或高颈段脊髓肿瘤、颅底颈静脉孔区及其附近区域的肿瘤、颅底骨折等。

（2）双侧舌咽神经损伤：表现为患者进食、吞咽、发音均有严重障碍，咽反射存在。多见于多种原因引起的双侧皮质脑干束受损引发的"假性延髓麻痹"，最常见的为脑卒中反复发作所致。

（十）迷走神经

1.检查方法

迷走神经有许多功能与舌咽神经密切结合。迷走神经检查是通过患者的发音及触及双侧咽后壁时的反应判断迷走神经是否受到损害。先观察患者说话有无鼻音、声音嘶哑或失音、吞咽困难、饮水呛咳等；然后检查咽部肌肉有无萎缩，悬雍垂的位置及软腭高低是否对称；再嘱患者发"啊"的声音，注意腭垂是否居中，两侧软腭高度是否一致；最后检查咽反射，以压舌板分别轻触双侧咽后壁，正常的反应为软腭上升、恶心呕吐。

2.临床意义

(1)一侧迷走神经损伤:可因患侧喉肌全部瘫痪、咽喉黏膜感觉传导障碍,而表现为声音嘶哑、患侧咽反射和咳嗽反射消失、构音障碍和吞咽障碍等。颅内段迷走神经常见于颅底部肿瘤(如颈静脉孔区静脉球瘤、神经鞘瘤、延髓区肿瘤)、颅底骨折、延髓部血管疾病、细菌或病毒导致的脑炎等可损害迷走神经或其神经核,由于位置毗邻,可同时出现舌咽神经、舌下神经和副神经损伤症状。颅外段损伤多见于医源性损伤(如甲状腺手术可损伤喉上神经、喉返神经等)和颈部火器伤。

(2)双侧迷走神经损伤:临床上相对少见,可因心、肺、支气管感受器以及主动脉的压力和化学感受器的感觉信息传入阻断及对其所分布器官的运动功能传出控制障碍,而影响心跳、呼吸以及吞咽、咳嗽等内脏反射活动以及咽喉肌等,出现心悸、心跳过速、心律不齐、呼吸深慢、呼吸严重困难或者窒息等。

(十一)副神经

1.检查方法

一侧副神经受损,可因患侧胸锁乳突肌和斜方肌瘫痪,致头屈向健侧,面朝向患侧,患侧不能耸肩。

2.临床意义

副神经常为单侧损伤,可由副神经直接受损,也可由副神经核直接受损所致。前者常见于颈部手术误伤、颈部恶性肿瘤或淋巴结核浸润或压迫、颅底骨折累及、颅底蛛网膜炎等,后者则见于延髓出血或梗死及炎症,慢性损伤常见于延髓和脊髓空洞症、脑干肿瘤、颈髓内肿瘤等。

(十二)舌下神经

1.检查方法

嘱患者张口,观察舌在口腔中位置;再嘱患者伸舌,看是否有偏斜及舌肌有无萎缩或纤颤。

2.临床意义

(1)中枢性舌瘫:舌下神经核仅受对侧皮质脑干束支配,故一侧中央前回或皮质脑干束损害时,引起对侧舌肌瘫痪,伸舌偏向病变对侧。多见于由舌下神经核水平以上的脑卒中、脑肿瘤等病损所致。

(2)周围性舌瘫:指舌下神经核或舌下神经病变,除引起同侧舌肌瘫痪(伸舌偏向病变侧)外,尚有该侧舌肌萎缩和舌肌纤颤。常见的原因包括颅底骨折、动脉瘤、肿瘤、颌下损伤(枪弹伤)、颈椎脱位、枕骨髁部骨折、枕髁前孔骨膜炎以及颅底或颈部施行手术时无意或有意地受到损伤等。

三、运动系统检查

运动系统包括随意运动、不随意运动和共济运动,涉及神经系统的锥体系、锥体外系与小脑,人类的各种运动由上述运动形式共同参与及协调来完成。临床上运动系统检查主要有姿势和步态、肌容积、肌力、肌张力和不自主运动等。

(一)姿势和步态

1.检查方法

观察患者站立及行走姿态有无异常。

2.临床意义

头部前倾、躯干俯屈、双上肢屈曲状者多为帕金森病患者;前后、左右摇晃者常为小脑蚓部病变所致;而小脑半球或前庭病变则向患侧倾倒;睁眼正常而闭眼摇晃者为深感觉障碍。临床常见的步态包括偏瘫步态、慌张步态、醉汉步态、鸭步态、剪刀步态、跨阈步态,以及感觉性共济失调步态等。

(二)肌容积

肌容积反映肌营养状况。

1.检查方法

观察肌肉有无萎缩及肥大,注意病变的分布。可用软尺进行精确测量,常在一些生理性标志部位(如上肢尺骨鹰嘴、下肢髌骨上下缘)的上方或下方一定距离处测量肢体周径,行双侧同部位对比。正常人也存在差异,双侧上肢可相差1 cm,下肢可相差1.0～1.5 cm,此范围以内均不应轻易诊断为肌萎缩。

2.临床意义

(1)神经源性肌萎缩:周围神经或脊髓前角病变,可致下运动神经元性瘫痪,较早出现肌萎缩,其萎缩多较重,伴肌肉纤颤,多限于某一肌肉或肌群,也称营养性肌萎缩。中枢病变如大脑或脊髓传导束,可致上运动神经元性瘫痪,范围较广,但肌萎缩程度轻,无肌肉纤颤,又称失用性肌萎缩。

(2)肌源性肌萎缩:见于进行性肌营养不良症、多发性肌炎、重症肌无力。多以肢体近端为主,一般无肌肉纤颤,肌肉固有反射减退或消失。可伴肌肉肥大,但肌力、弹性、腱反射均减弱,称为假性肥大。假性肥大多见于进行性肌营养不良症。

（三）肌力

观察肢体主动运动时力量的强弱，两侧对比有无差异。嘱患者依次做各关节、各方向的运动，并在运动方向上给予一定阻力以测试其肌力大小。常用方法有以下 4 种。

1.手部肌力检查

患者握拳，检查者把持其拳向该手的腹侧旋转，患者用力阻抗。患者用力握检查者的手掌，检查者用力抽拔。患者用力伸开五指，检查者以拇指和中指测试各指间的展力。患者 5 个手指的指尖握持检查者的拇指，检查者用力抽拔，由此测定患者手部的肌力。

2.上肢肌力检查

患者屈曲上肢，检查者向相反方向拉动其前臂，检查上肢屈肌的力量；也可让患者伸直上肢，检查者蜷曲其前臂，以测定上肢伸肌的肌力。

3.下肢肌力检查

患者仰卧，将下肢抬离床面，检查者用适当力量下压患者下肢，测定下肢伸肌的肌力；也可让患者仰卧，用力屈髋屈膝，检查者向上拉动患者小腿，测定下肢屈肌的肌力。

4.精细检查

精细检查个别肌肉的肌力，可做以下轻瘫试验。

（1）对指试验：嘱患者以拇指按顺序迅速地分别与其余四指对合，观察对合的速度和精确度。

（2）巴利试验：嘱患者向前平举双上肢，掌心向下，保持此姿势，则瘫痪侧上肢逐渐表现为旋前、掌心向外并下垂，也称为上肢巴利试验；另嘱患者俯卧，双侧小腿平行屈曲成直角，保持此姿势，则瘫痪侧肢体逐渐缓缓下坠，称为下肢巴利试验。

（3）麦卡兹尼试验：患者仰卧抬腿，屈髋成直角，瘫痪侧下肢逐渐下垂或摇摆不稳。

（四）肌张力

1.检查方法

嘱患者放松肢体，触摸肌肉的硬度，被动运动其肢体，体会肢体的抵抗强弱。观察有无关节过屈、过伸现象。常做肘关节、膝关节屈伸活动检查，以了解上、下肢肌张力。肌张力增高表现为被动运动肢体时阻力增大，肌肉较硬。肌张力减低表现为被动运动肢体时阻力较小,肌肉松软。

2.临床意义

(1)张力过高:若被动运动肢体时,起初阻力较大,达一定程度后阻力突然消失,称为"折刀"样肌张力增高,尤以上肢屈肌和下肢伸肌明显,为锥体束损害的特点。如为持续的肌张力增高,则称为铅管样强直;肌张力增高犹如扳动齿轮的顿挫感时,称为"齿轮"样强直。后两者均为锥体外系病变所致。锥体束和锥体外系损害,造成脊髓反射弧失去上位中枢的控制与调节,伸肌和屈肌呈反射释放状态。

(2)张力减低:见于脊髓反射弧的破坏,如脊髓前角细胞及传入、传出神经的病变;也见于深昏迷及小脑疾病。

(五)不自主运动

1.检查方法

注意不自主运动的部位、幅度、速度、程度,能否产生运动效果,运动与放松的时间,有何规律,运动形式是否固定不变。询问患者不自主运动是否受体位、随意运动、情绪状态、感觉刺激所影响。不自主运动包括痉挛、震颤、抽搐、肌纤维与肌束颤动、舞蹈样运动、手足徐动或指划动作等。

2.临床意义

(1)痉挛:分为局限性与全身性2类,有阵挛和强直2种形式。前者指肌肉阵发性、节律性收缩;后者为肌肉长时间的收缩。阵挛和强直可相继交替,如癫痫大发作初期为强直性痉挛,后期变为阵挛。肌肉、周围神经、皮质及皮质下中枢的病变均可引起痉挛,以锥体和锥体外系受刺激引起痉挛者为多,表现形式有腹肌痉挛、骶棘肌痉挛、面肌抽搐、牙关紧闭、角弓反张等。

(2)震颤:不自主的节律性快速运动。①静止性震颤:肌肉松软的情况下(即安静状态)出现,随意运动及睡眠中消失。震颤频率为4～6次/秒,肢体远端明显。常见于帕金森病。②运动性震颤:静止状态下不出现,仅发生于运动时。患者肢体做随意运动时的终末期,运动性震颤最明显,故又称意向性震颤。如嘱患者指鼻,手指越接近鼻尖,震颤幅度越大。当身体保持某种姿势时出现震颤并持续整个过程,称为姿势性震颤。运动性震颤多见于小脑病变。

(3)抽搐:反复发生的、无意识的、刻板式的一定肌群的快速抽动,其频度不等,振幅较大,可由一处向远处扩展,常伴躯体不适感,做出如眨眼、耸眉、转头等动作。入睡后消失,多为精神因素所致,也可为脑部疾病的症状。

(4)肌纤维颤动与肌束颤动:肌纤维颤动表现为一块肌肉肌腹上单一或一组

肌纤维,在几厘米范围内的快速或蠕动样、细小的颤动。肌束颤动是指一个肌群或一些肌群肌肉的细小、快速的收缩。肌纤维颤动多为脊髓前角细胞或脑神经运动核的刺激现象,而肌束颤动则由脊髓前根受刺激引起。肌纤维颤动与肌束颤动均是下运动神经元损害的体征。

(5)舞蹈样运动:锥体外系损害的常见症候,尤其是新纹状体外侧的受累。为突发的、有规律的、无目的的、不对称的、运动幅度大小不等、无明显间隔期的急促动作,可见于身体多个部位,如面、舌、唇、肢体,患者常表现为挤眉、弄眼、伸舌、弹手、踢腿等。精神紧张、疲劳、兴奋和体力活动时舞蹈运动增强,安静时减轻,入睡后消失,见于各种舞蹈病及脑炎、中毒性脑病等。

(6)手足徐动症:手足呈缓慢的、强直性的、持续的屈伸或扭曲动作,以肢体远端最明显,表现为不同程度的肢体屈曲、伸直、外展、内收动作的混合。若扩展到面肌,可有苦笑、悲哀、感叹等表情变化。全身肌张力忽高忽低,一般被动运动时肌张力增高,安静状态下肌张力减低。

(7)扭转痉挛:局限于躯干、颈部、肢体近端的徐动症,表现为以躯干为主的紧张性扭转运动。扭转痉挛时肌张力变化不定,多数时间肌张力增高。肌阵挛为一侧或两侧节律性肌肉抽动,多见于软腭、咽、眼球、膈肌,也可发生在肢体和躯干,多表现为短暂、快速的、不规则的肌肉抽搐,频率可达120次/分钟。病变多在下橄榄核、齿状核以及红核。

(8)痉挛性斜颈:颈肌、胸锁乳突肌、斜方肌呈强直性、阵挛性或强直阵挛性收缩,表现为发作性斜颈,在情绪激动或外环境刺激下易出现,见于纹状体、丘脑的病变及脑炎后遗症。

(9)痛性痉挛:指强直性肌肉收缩的同时伴有疼痛,病因较复杂,中枢神经系统、周围神经及肌肉的病变均可引起。

四、感觉系统检查

感觉系统产生和传递各种外界及体内的刺激信号,使神经中枢产生感觉并协调各种运动。感觉检查内容包括痛觉、温度觉、触觉、关节位置觉、音叉振动觉、图形觉、两点辨别觉、实体觉。通过感觉检查,可以发现被检查者有无感觉障碍及感觉障碍的分布、性质、程度,以此进行病变的定位诊断,并进一步寻找病因。

(一)检查方法

首先让患者了解检查方法和目的,以取得良好的配合,这是获得真实、可信资料的前提。应从感觉障碍区域查向健康部位,远近、前后对称比较,反复多次交替进行,详细记录感觉障碍的平面和范围。检查时,请患者闭目以除外视觉的干扰作用,并避免暗示性语言的诱导效应。

1.浅感觉

(1)痛觉:用大头针或注射器针头,从痛觉缺失区开始移向正常感觉区,按神经支配节段双侧对比检查,询问针刺时有无痛觉及其程度。

(2)温度觉:用盛有冷、热水的试管接触皮肤,询问有无温冷感,由异常区至正常区,按神经支配节段,双侧对比进行,明确有无温度觉的异常。

(3)触觉:用棉签轻拭患者皮肤,询问有无触及感,按神经节段分布区域依序进行,双侧对比,检查有无触觉异常。

痛觉、温觉、触觉的检查还应注意有无分离性感觉障碍。

2.深感觉

(1)震动觉:将震动的音叉置于体表突起处,询问有无震动及其程度。

(2)运动觉:轻轻地活动患者手指、足趾、腕关节、踝关节,问其是否觉察到并判断何部位及做何种方向的运动。

(3)位置觉:嘱患者闭目,将其手指、足趾、腕关节、踝关节等摆成某一体位或姿势,令其说出该部位的姿势,并用另一肢体同一部位模仿同样的动作。

3.复合感觉

(1)定位觉:用手指或笔杆轻触患者的皮肤,请患者指出刺激部位,正常误差不超过 1 cm。

(2)两点辨别觉:用 2 个大头针检查,先将两针尖分开一定距离刺测皮肤,如患者感到是两点受刺时,逐步缩小两针尖距离,至不能分辨两点时,记录该最小距离。检查躯干和四肢时,检查者也可用双手指来粗试。正常人舌尖、鼻尖、指尖、手臂最灵敏,正常误差为 1~3 cm;四肢近端、躯干敏感性差,正常误差为 4~12 cm。

(3)实体觉:嘱患者闭目,让其用单手触摸一些常用物品如钥匙、硬币、铅笔等,令其说出所触物体名称。

(4)图形觉:在患者肢体、躯干皮肤上划三角形、正方形、圆形、椭圆形等,让其说出为何种图形。

(5)重量觉:给患者有一定重量差别的数种物品,请其用单手掂量后,比较、判断各物品的轻重。

(二)感觉障碍定位

1.末梢型感觉障碍

末梢型感觉障碍表现为四肢远端的感觉障碍,涉及多种感觉类型(痛、温、触觉),为综合性感觉障碍。末梢型感觉障碍多呈手套、袜筒样分布,常伴运动及自主神经障碍,多见于多发性周围神经炎。

2.神经干型感觉障碍

神经干型感觉障碍为受累神经皮肤分布区域的完全性感觉障碍,如股外侧皮神经炎等。

3.神经丛型感觉障碍

神经丛型感觉障碍的性质同神经干型,但较其范围要广,如臂丛神经炎时同侧肩部以下整个上肢感觉、运动障碍。

4.后根型感觉障碍

后根型感觉障碍为节段性的各种感觉障碍,有剧烈的神经痛;若神经节受损,可在受累节段皮肤上出现带状疱疹。

5.脊髓型感觉障碍

脊髓型感觉障碍以脊髓空洞症、脊髓髓内肿瘤多见。

(1)后角型感觉障碍:为单侧节段性、分离性感觉障碍,受累的皮肤区域痛、温觉障碍,而深感觉和触觉保留。

(2)前连合型感觉障碍:为双侧节段性、分离性感觉障碍,受累的皮肤区域痛、温觉障碍,而深感觉及触觉保留。

6.脊髓传导束型感觉障碍

脊髓传导束型感觉障碍为受损节段平面以下的感觉障碍。

(1)后索型感觉障碍:为受损平面以下的深感觉障碍及感觉性共济失调,常见于脊髓痨、亚急性联合变性等。

(2)侧索型感觉障碍:病损平面以下的对侧有痛、温觉障碍。

(3)脊髓半切型感觉障碍:损害平面以下同侧中枢性瘫痪及深感觉障碍,对侧痛、温觉障碍,多见于一侧脊髓压迫症的早期。

(4)脊髓横切型感觉障碍:病损平面以下所有感觉、运动以及自主神经功能均发生障碍。

7.脑干型感觉障碍

脑干型感觉障碍以血管疾病、肿瘤、炎症、变性病变多见。

(1)延髓前内侧型感觉障碍:为对侧肢体的深感觉障碍,浅感觉保留,因内侧丘系损害所致。

(2)延髓外侧型感觉障碍:为病灶侧面部及对侧肢体的痛、温觉障碍,又称交叉性感觉障碍,因三叉神经脊束核和脊丘束受损而致。

(3)脑桥、中脑型感觉障碍:出现对侧面部及偏身的深、浅感觉障碍。

8.丘脑型感觉障碍

丘脑型感觉障碍为对侧偏身完全性感觉障碍。深感觉障碍重于浅感觉,远端重于近端,上肢重于下肢,常伴自发性疼痛,感觉过敏或倒错等,以血管疾病多见。

9.内囊型感觉障碍

内囊型感觉障碍为对侧偏身深、浅感觉障碍,并伴偏瘫或偏盲。

10.皮质型感觉障碍

(1)刺激病灶感觉障碍:出现局限性感觉性癫痫,受累区域有阵发性的感觉异常。

(2)破坏病灶感觉障碍:为对侧单肢感觉障碍,其中精细的复合感觉受损严重,而痛、温觉轻微障碍或正常。

五、反射检查

(一)深反射

深反射为肢体反射,指叩击肌腱或骨膜而引发的肌肉收缩反应,又称腱反射。反射弧由感觉器(肌腱和骨膜的本体感受器)、感觉神经、运动神经、运动神经支配的效应器组成,无中间神经元。

1.检查方法

嘱患者放松肢体,检查者将被检肢体摆放于合适位置,进行以下深反射的检查。深反射的强度一般记录为消失(一)、减弱(+)、正常(++)、活跃(+++)、亢进(++++)以及阵挛6类,阵挛为反射极度亢进的表现。

(1)肱二头肌肌腱反射:将患者上肢半屈,检查者一手拇指置于其肱二头肌肌腱上,用叩诊锤叩击该手拇指。正常反应为前臂做屈曲动作,检查者可感觉到肱二头肌肌腱的收缩。

(2)肱三头肌肌腱反射:患者前臂稍屈曲,叩击鹰嘴突上方2 cm处的肱三头肌肌腱。正常反应为前臂做伸直运动。

(3)桡骨膜反射:患者肘关节半屈曲,前臂略外旋,叩击其桡骨下端。正常反应为前臂旋前和屈肘。

(4)膝腱反射:患者取坐位或卧位,检查者用左手托起其膝关节,使髋关节和膝关节呈稍屈曲状,叩击股四头肌肌腱。正常反应为小腿向前弹跳。

(5)跟腱反射:患者取跪位或仰卧,足背屈,叩击跟腱。正常反应为足向跖面屈曲。

(6)髌阵挛:患者仰卧,伸直下肢,检查者用手将其髌骨迅速由上向下推动,并维持推动数秒。髌骨发生连续上、下抽动,称为髌阵挛。

(7)踝阵挛:检查者一手托起患者的腘窝,另一手握其足,做骤然向上足背屈动作,并维持足背屈。该足呈连续的上、下屈伸颤动,称为踝阵挛。

2.临床意义

腱反射两侧强、弱不对称对定位诊断有重要价值。

(1)反射减弱或消失:常为脊髓前角或周围神经病变,是下运动神经元瘫痪的体征之一,见于深昏迷、肌病、全身衰竭以及小脑、锥体外系统疾病。

(2)反射亢进:上运动神经元瘫痪的体征,但在甲状腺功能亢进、破伤风、低钙血症、精神过度紧张者,也可出现双侧对称性腱反射增强。如腱反射极度增强则表现为阵挛,多为锥体束受累所致。

(二)浅反射

刺激皮肤、黏膜引起的反射称为浅反射。

1.检查方法

(1)腹壁反射:用钝针在腹壁两侧由外向内,沿肋弓下缘、脐孔水平、腹股沟上方划过腹壁皮肤,正常反应为该处腹肌收缩。

(2)提睾反射:用钝针轻划大腿内侧近阴囊处皮肤,正常反应为同侧睾丸向上提缩。

(3)肛门反射:用钝针轻划肛门周围皮肤,正常反应为肛门外括约肌收缩。

2.临床意义

(1)减弱或消失:反射弧的任何一部分损害均可发生浅反射的减弱或消失;锥体束受损害时,深反射亢进,而腹壁及提睾反射减弱或消失。深睡、昏迷患者,以及1岁内的婴儿和个别正常人也可出现减弱或消失。

(2)亢进:浅反射亢进见于锥体外系疾病,神经症患者也可有浅反射亢进,但后者深反射亦亢进。

(三)病理反射

1.检查方法

(1)巴宾斯基征:用叩诊锤手柄的尖端或棉签杆等,在足底外侧向前轻划至小趾跟部再转向内侧。若拇趾向足背屈曲,其余四趾呈扇形散开,则为阳性。

此外,刺激其他部位也可引起如上同样的反应,称为巴宾斯基征的等位征,主要包括以下几种:①奥本海姆征。以拇指和示指用力沿小腿胫骨前缘从上向下划过。②查多克征:用钝针划过足外踝。③戈登征:用力挤捏腓肠肌。④普塞征:用钝针划过足背外缘。⑤谢佛征:用力挤捏跟腱。⑥冈达征:紧压足外侧两趾向下,数秒后突然放松。

(2)霍夫曼征:检查者左手握住患者的腕关节,右手示指和中指夹住患者的中指,用拇指迅速弹拨其中指指甲。若患者拇指屈曲内收,其余四指有屈曲动作,为阳性表现。霍夫曼征实际上属牵张反射,但阳性反应常提示锥体束病变,因此习惯上也归为病理反射。

2.临床意义

病理反射多见于锥体束受损时。判断病理反射的临床意义时,以下几点应予注意。

(1)在所有病理反射中,巴宾斯基征是检查锥体束损害最可靠的指征。

(2)霍夫曼征可见于正常人,如双侧均出现而不伴任何神经系统症状和体征者,则无定位意义。

(3)普塞征在早期锥体束受损时即可出现。

六、神经心理学检查

神经心理学检查的研究对象是心理现象与大脑结构的互相关系,通过对许多大脑损伤的患者进行行为观察和分析,利用多种心理测验的方法来测定脑损伤患者的思维、记忆、注意、言语、感觉-运动技能和个性等多方面的心理能力。

(一)检查内容

精神心理检查大致可分为单项检查和成套检查两类。单项检查重点突出,较为简捷,但形式单一,功能局限,多用于研究,如Benton视觉保持测验重点检查空间知觉和记忆力,又如Graham图案记忆测验、Stott运动损害测验等。而成套检查是由多个单项检查组成,形式多样,测查范围广泛,全面反映脑功能状况。它不局限于研究哪一种性质的心理变化,而是进行综合研究,对临床诊断帮助较大。但成套检查也具有费时并且重点不突出的缺点。

广义上讲,神经心理学检查还包括多种与脑功能关系密切的检查方法,或者在实际应用中结合这些检查方法,如记忆检查、智力检查和人格检查等。如按测验的主要功能分类,神经心理学检查包括智力检查、记忆检查、言语检查、感知觉检查、运动检查、空间和结构能力检查、抽象思维能力检查、注意和定向检查、人格检查,以及特殊能力检查等。如按检查功能与大脑功能定位的关系分类,还包括分别涉及左半球功能、右半球功能、额叶功能、颞叶功能、顶叶功能、枕叶功能的检查方法。

(二)临床意义

脑是各种行为活动或心理活动的基础,脑损伤必然导致行为的改变或心理功能的障碍。在临床诊断中,常需要鉴定和评估脑损伤患者的脑功能状况,而依靠仪器或神经病学常规检查并不能完全达到目的,对于行为或心理功能的改变,还需要神经心理学检查来进行评估。

神经心理学检查评估的心理或行为的范围很广,包括感觉、知觉、运动、言语、注意、记忆、思维、情绪和人格等,涉及脑功能的各个方面。既可用于研究正常人脑与行为之间的关系,也可用于研究各种脑损伤后对心理或行为的影响。了解脑损伤的部位、性质和范围与心理功能障碍的关系,从而可在一定程度上为临床诊断提供较为精确的症状学依据和确定脑损伤部位的定位诊断,也可成为脑与行为关系的重要研究方法。此外,通过定期复查,可为疗效评定提供较为客观的定量标准,并且可以为预后判断、制订治疗计划提供一定的科学根据。

第四章 脑 梗 死

一、概述

脑梗死又称为缺血性脑卒中,是指各种原因所致脑部血液供应障碍,引起局部脑组织缺血、缺氧性坏死,出现相应神经功能缺损症状和体征。在脑血管疾病中,脑梗死是最常见的类型,占全部脑血管疾病的 70%～80%。

(一)分型

根据脑梗死的发病机制和临床表现,通常将脑梗死分为脑血栓形成、脑栓塞、腔隙性脑梗死。

根据脑梗死起病形式和病程可分为以下 2 种类型:①完全型,指起病 6 小时内病情达高峰。②进展型,病情逐渐进展,可持续 6 小时至数日。

根据脑梗死的 CT 表现可分为以下 4 种类型:①大灶梗死,梗死面积超过 1 个脑叶,横截面最大径为 5 cm 以上。②中灶梗死,梗死面积较 1 个脑叶小,横截面最大径为 3.1～5.0 cm。③小灶梗死,梗死灶横截面最大径在 1.6～3.0 cm。④腔隙性梗死,梗死灶横截面最大径在 1.5 cm 以下。

根据临床特点和影像学检查分为 5 种类型:①大动脉粥样硬化性脑卒中,约占 17.3%。②心源性脑栓塞,约占 9.3%。③小动脉闭塞性脑卒中或腔隙性脑卒中,约占 30.9%。④其他原因所致的脑梗死,约占 0.2%。⑤不明原因的脑梗死,约占 42.3%。

(二)发病机制

1.脑血栓形成

(1)管壁受损、管腔狭窄:最常见由脑动脉粥样硬化引起,管腔狭窄阻塞的机制具体如下:①动脉粥样硬化斑直接堵住整个管腔;②粥样硬化斑使内膜受损,血小板在此黏集而形成血栓;③粥样斑块血栓脱落阻塞远端血管;④粥样斑块并发出血,使斑块迅速扩大而阻塞血管。

其次是各种原因引起的动脉炎、动脉壁损伤均可使血管内膜受到损害,表面粗糙不平,在此基础上形成血栓。

(2)血液成分的变化:各种原因引起的有形成分增加,血液黏稠度增高,都可使血流淤滞而促进凝血及血栓形成。

(3)血压下降、血流缓慢:严重的低血压及各种心功能不全等常影响心排血量,引起脑灌注障碍和动脉灌注压低,持续时间长均可引起血栓形成。此外,血流缓慢时,血小板和纤维蛋白原易沉积、黏附而形成血栓。

2.脑栓塞

脑栓塞常见于颈内动脉系统,由于左侧颈总动脉直接起源于主动脉弓,故发病部位以左侧大脑中动脉供血区较多,其主干是最常见的发病部位。由于脑栓塞常突然阻塞动脉,缺血区没有足够时间建立侧支循环,故栓塞性脑梗死较血栓性脑梗死的缺血程度重,病变范围大。

脑栓塞引起的脑组织坏死分为贫血性梗死、出血性梗死和混合性梗死,其中出血性脑梗死更常见,占 30%～50%,大的动脉栓塞引起大面积脑梗死更易发生出血,多呈点状、片状渗血,血肿型少见。脑栓塞发生后,栓子可以不再移动,牢固地阻塞管腔;但更常见的情况是栓子分解破裂,进入更小的血管,由于最初栓塞动脉的血管壁已受损,血流恢复后在压力的作用下血液从破损的血管壁流出,形成出血性脑梗死。

脑栓塞按栓子来源可分为以下 3 类。

(1)心源性脑栓塞:脑栓塞中最常见的,60%～75%的心源性栓子栓塞于脑部:①心房颤动。引起心源性脑栓塞最常见的病因。心房颤动时左心房收缩性降低,血流缓慢淤滞,易导致附壁血栓,栓子脱落后形成脑栓塞。②心脏瓣膜病:指先天性发育异常或后天疾病引起的心瓣膜病变,可以影响血流动力学,累及心房或心室内膜即可导致附壁血栓的形成。③感染性心内膜炎:心瓣膜表面形成含细菌的疣状赘生物,脱落后形成脑栓塞,常多发,也可引起颅内感染。④心肌梗死面积较大或合并慢性心功能不全:可导致血液循环淤滞形成附壁血栓。⑤其他:心脏手术、先天性心脏病、心脏黏液瘤以及二尖瓣脱垂等原因均可形成附壁血栓。

(2)非心源性脑栓塞:①动脉粥样硬化斑块脱落性栓塞:主要的栓子来自动脉,如颈动脉或椎动脉粥样硬化斑块或栓子脱落均可引起脑栓塞。②脂肪栓塞:多继发于长骨及髋骨骨折或手术后。③空气栓塞:多见于颈部和胸部血管贯通伤、气胸、胸腔穿刺和减压病等。④癌栓塞：恶性肿瘤破坏血管，肿瘤细胞入血形成癌栓。⑤其他：感染性脓栓、寄生虫栓和异物栓等均可引起脑栓塞。

（3）来源不明的脑栓塞：少数脑栓塞患者不能明确栓子的来源。

3.腔隙性脑梗死

目前认为，腔隙性脑梗死的主要病因为高血压导致脑部小动脉及微小动脉壁脂质透明变性，引起管腔闭塞产生腔隙性病变。有学者认为，舒张压增高对于多发性腔隙性脑梗死的形成更为重要，其他原因还有各种类型的微栓子、血流动力学异常或血液成分异常等。病变血管多为直径在 $100\sim200~\mu m$ 的深穿支，多为终末动脉，侧支循环差，当有血栓形成或微栓子脱落阻塞血管时，易发生缺血性脑梗死。

二、临床表现与病变定位

(一)脑血栓形成

1.一般特点

动脉粥样硬化性脑梗死多见于中老年，患者常伴随高血压、糖尿病、冠心病以及血脂异常等脑梗死危险因素。动脉炎性脑梗死以中青年患者多见，常在安静或睡眠中发病，部分患者起病前有短暂性脑缺血，发作前驱症状如肢体麻木、无力等。患者一般意识清楚或有轻度意识障碍，临床表现主要取决于梗死灶的大小和部位，以局灶性神经功能缺损的症状和体征为主要临床表现，但当出现基底动脉血栓或大面积脑梗死时，可出现意识障碍，甚至有脑疝形成，危及生命。

2.颈内动脉系统脑梗死

（1）颈内动脉血栓：颈内动脉血栓多见于颈动脉窦部，其次为颈内动脉虹吸部。临床表现可有同侧霍纳综合征（颈上交感神经节后纤维受损），对侧偏瘫、偏身感觉障碍，双眼对侧同向性偏盲等（大脑中动脉受累），优势半球受累伴失语症，非优势半球受累可有体象障碍。还可以出现单眼一过性黑矇，偶尔成为永久性视力下降（眼动脉受累）。颈部触诊可见颈内动脉搏动减弱或消失，听诊可闻及血管杂音。

（2）大脑中动脉血栓形成：大脑中动脉是颈内动脉的最大分支或直接延续，因此两者在症状上有时候很难鉴别，主干闭塞表现在以下方面：①"三偏"征，即病灶对侧偏瘫、偏身感觉障碍及同向性偏盲，可伴双眼向病灶侧凝视。②优势半球受累可出现失语，非优势半球受累可出现体象障碍。③大面积脑梗死时有不同程度的意识障碍，脑水肿严重时可导致脑疝形成，甚至死亡。皮质支闭塞引起的偏瘫及偏身感觉障碍,以面部和上肢为重,下肢和足受累较轻,累及优势半球可有失语,意识水平不受影响。深穿支闭塞更为常见,表现为对侧偏瘫,肢体、面和舌的受累程度均等,对侧偏身感觉障碍,可伴有偏盲、失语等。

(3)大脑前动脉血栓形成:大脑前动脉近端闭塞由于发生在前交通动脉之前,患侧可通过前交通动脉代偿供血,可全无症状。远端闭塞时可出现以下症状:①对侧偏瘫,下肢重于上肢,有轻度感觉障碍;②Broca失语(优势半球受累);③尿潴留或失禁(旁中央小叶受损);④强握与吸吮反射(额叶受累)。皮质支闭塞出现对侧中枢性下肢瘫,可伴有感觉障碍(胼周和胼缘动脉闭塞),对侧肢体短暂性一过性共济失调、强握反射及精神症状(眶动脉及额极动脉闭塞)。深穿支闭塞出现对侧面、舌瘫及上肢轻瘫(内囊膝部及部分内囊前支受累)。

3.椎-基底动脉系统脑梗死

(1)大脑后动脉血栓形成:主干闭塞表现为对侧偏盲、偏瘫及偏身感觉障碍,丘脑综合征,优势半球受累可伴有失读。

1)皮质支闭塞:①矩状动脉闭塞,单侧闭塞出现双眼对侧视野同向性偏盲或象限盲(有黄斑回避),双侧闭塞出现双眼全盲,对光反射存在。②主侧颞下动脉闭塞,出现视觉失认及颜色失认,颞叶受损出现记忆缺失。③顶枕动脉闭塞,可见对侧偏盲,不成形的视幻觉发作,优势半球受累可有失读和命名性失语,常无偏瘫及感觉障碍。

2)深穿支闭塞:①丘脑穿通动脉闭塞,出现红核丘脑综合征,表现为对侧感觉障碍、病灶侧小脑性共济失调、意向性震颤、舞蹈样不自主运动,常无偏瘫。②丘脑膝状体动脉闭塞,出现丘脑综合征,表现为对侧半身感觉减退(以深感觉为主)、自发性疼痛、感觉过度、对侧轻偏瘫、共济失调等。③中脑脚间支闭塞,出现韦伯综合征,表现为同侧动眼神经麻痹、对侧中枢性偏瘫;或贝内迪克特综合征,表现为同侧动眼神经麻痹、对侧不自主运动。

(2)椎动脉血栓形成:椎动脉是延髓主要供血动脉,小脑后下动脉是椎动脉最大的分支,主要供应延髓背外侧、小脑蚓部和小脑半球下部的血液。

小脑后下动脉发生闭塞时出现延髓背外侧综合征,又称瓦伦贝格综合征,临床表现具体如下:①眩晕、恶心、呕吐和眼球震颤(前庭神经核受累);②声音嘶哑、吞咽困难及饮水呛咳(舌咽、迷走神经,疑核受累);③患侧小脑性共济失调(绳状体或小脑损伤);④交叉性感觉障碍(三叉神经脊束核和对侧交叉的脊髓丘脑束受损);⑤病灶同侧霍纳综合征(交感神经下行纤维损伤)。小脑后下动脉解剖变异较多,常会有不典型的临床表现,需仔细识别。

（3）基底动脉血栓形成：基底动脉供应脑桥、部分小脑以及中脑的血液。主干闭塞表现为眩晕、恶心、呕吐、眼球震颤、复视、构音障碍以及吞咽困难等，病情进展迅速而出现延髓性麻痹、四肢瘫、昏迷、中枢性高热、应激性溃疡，常导致死亡。分支闭塞表现为各种临床综合征，列举如下：①闭锁综合征。双侧基底动脉分支闭塞导致双侧脑桥基底部梗死，表现为双侧面瘫、延髓性麻痹、四肢瘫、不能讲话等，但由于脑桥被盖网状结构未受损，因此患者意识清楚、听力正常，能通过视、听以及眼球运动（睁眼、闭眼和眼球上下运动）来示意和交流。②脑桥腹外侧综合征：基底动脉短旋支闭塞所致，表现为病灶侧面神经和展神经周围性麻痹，对侧中枢性偏瘫。③脑桥腹内侧综合征：脑桥旁正中动脉闭塞所致，表现为病灶侧周围性面瘫、双眼向病灶侧同向运动不能、对侧中枢性偏瘫。④基底动脉尖综合征：基底动脉尖端分叉处闭塞所致，表现为眼球运动障碍及瞳孔异常（动眼神经核或根受损）、意识和行为异常及大脑脚幻觉（脑干首端梗死）、对侧偏盲或皮质盲以及记忆障碍（大脑后动脉区梗死）等。

4.常见的特殊类型脑梗死

（1）大面积脑梗死：通常由颈内动脉主干及大脑中动脉主干闭塞所致，脑组织损害范围较大。临床表现除脑梗死的局灶症状外，还伴有意识障碍及颅内压增高征象，甚至发生脑疝导致死亡。头颅 CT 检查呈现大片状低密度阴影，多为脑叶或跨脑叶分布。治疗的关键是控制颅内压，降低脑水肿，防止脑疝形成，促进病变脑组织功能恢复。

（2）分水岭脑梗死：由脑内相邻动脉供血区之间的边缘带发生的脑梗死，也称为边缘带脑梗死。一般认为，分水岭脑梗死多由血流动力学障碍所致，典型者发生于颈内动脉严重狭窄或闭塞伴全身血压降低时，亦可由心源性或动脉源性栓塞所致。分水岭脑梗死常呈卒中样发病，症状较轻，恢复较快。

分水岭脑梗死可分为以下类型：①皮质前型。大脑前、中动脉供血区的分水岭脑梗死，病灶位于额顶叶，表现以上肢为主的偏瘫及偏身感觉障碍，可伴有额叶症状，如精神障碍、强握发射等，优势半球受累还可出现经皮质运动性失语。②皮质后型：见于大脑中、后动脉皮质支之间的分水岭区，病灶位于角回和顶叶后部，以偏盲（下象限盲为主）最常见，可有皮质性感觉障碍、轻偏瘫等，优势半球病变出现经皮质感觉性失语，非优势半球病变可见体象障碍。③皮质下型：大脑前、中、后动脉皮质支与深穿支间或大脑前动脉回返支与大脑中动脉的豆纹动脉间的分水岭区脑梗死，病灶位于大脑深部白质、壳核和尾状核等，表现为轻偏瘫及偏身感觉障碍、不自主运动等。

在 CT 检查和 MRI 检查上,其影像学改变因其梗死的部位不同而表现不同。①皮质型:若为大脑前、中或中、后间的梗死,影像学表现为基底朝外,尖朝脑室的楔形低密度灶;若大脑前、中、后的分水岭区梗死,其影像学表现为 C 形分布的低密度区。②皮质下型:表现为条束状低密度灶。

(3)出血性脑梗死:由于脑梗死供血区内动脉损伤、坏死后血液漏出继发出血,常见于大面积脑梗死后。头颅 CT 检查提示在低密度梗死的背景上有散在、不均匀的高密度出血区。

(4)多发性脑梗死:指 2 个或 2 个以上不同的供血系统脑血管闭塞引起的梗死,多为反复多次发生脑梗死所致。除常见的瘫痪、感觉与语言障碍外,还可出现痴呆。本病的病灶越多,痴呆的发生率越高,双侧梗死较单侧容易发生痴呆。

(5)小脑梗死:由小脑上动脉、小脑后下动脉及小脑前下动脉等闭塞所致,常有眩晕、恶心、呕吐、眼球震颤、共济失调、站立不稳和肌张力降低等。当梗死面积大时,可有脑干受压及颅内压增高症状。

(二)脑栓塞

(1)任何年龄均可发病,以青壮年多见。大多数患者伴有风湿性心脏病、心房颤动、大动脉粥样硬化等栓子来源病史。通常发病无明显诱因,也无前驱症状。脑栓塞是发病最急的脑卒中,症状常在数分钟内达到高峰,多为完全性脑卒中。

(2)患者一般意识清楚或有短暂性意识障碍。脑栓塞造成脑血液循环障碍,可引起癫痫发作。颈内动脉系统的脑栓塞约占 80%,椎-基底动脉系统的脑栓塞约占 20%。临床症状取决于栓塞的血管及阻塞的位置,表现为局灶性神经功能缺损的症状。约 30% 的脑栓塞患者为出血性脑梗死,可出现意识障碍突然加重或肢体瘫痪加重。

(3)由于脑栓塞的病因不同,除上述脑部症状外,常伴有原发病的症状。部分患者可同时并发肺栓塞(气急、发绀、胸痛和咯血等)、肾栓塞(腰痛、血尿等)、肠系膜栓塞(腹痛、便血等)和皮肤栓塞(出血点或瘀斑)等疾病表现。

(三)腔隙性脑梗死

1.一般特点

本病好发于中老年人,男性多于女性,常伴高血压;急性或逐渐起病,局灶症状轻,体征单一,患者一般无高颅压及意识障碍等表现。

2.常见的腔隙综合征

(1)纯运动性轻偏瘫:最常见的类型,约占 60%,临床表现为对侧面部及肢体大致相同程度轻偏瘫,极少数为完全性偏瘫,无感觉障碍、视野缺损以及皮质功能障碍,如失语等。病变部位多位于内囊后肢、放射冠或脑桥等。

(2)纯感觉性脑卒中:约占10%,临床表现为对侧偏身感觉障碍或伴有感觉异常,如麻木、刺痛感等。病变位于丘脑腹后外侧核等。

(3)共济失调性轻偏瘫:临床表现为病变对侧轻偏瘫,下肢重于上肢,伴瘫痪侧小脑性共济失调等。病变位于脑桥基底部、内囊或皮质下白质。

(4)构音障碍-手笨拙综合征:约占20%,临床表现为构音障碍、吞咽困难、病变对侧中枢性面舌瘫、手轻度无力以及动作缓慢笨拙(精细动作尤为明显)等。病变位于脑桥基底部、内囊前肢以及膝部。

本病反复发作,引起多发性腔隙性脑梗死,称为腔隙状态。病变常累及双侧皮质脊髓束和皮质脑干束,出现假性延髓性麻痹、认知功能障碍、严重精神障碍,以及类帕金森病等临床表现。

三、辅助检查

(一)脑血栓形成

1.血液检查、心电图检查和超声心动图检查

血液检查、心电图检查和超声心动图检查可发现脑梗死的危险因素,对鉴别诊断也有价值。其中,血液检查包括检测血常规、血流变、血糖、血脂等。

2.神经影像学检查

神经影像学检查在临床上应用广泛,可以直观地显示脑梗死的范围、部位、有无出血,以及病灶的新旧等。

(1)头颅CT检查:对于急性脑卒中患者,头颅CT检查是最常用的影像学检查手段。发病后应尽快行CT检查,以排除脑出血。脑梗死发病24小时内,一般无影像学改变,在发病24小时后,才逐渐出现低密度梗死灶。梗死范围与闭塞血管的供血区一致,常为楔形,分水岭区脑梗死可呈条状;发病后2~15天,低密度梗死灶显示最清楚;脑梗死后2~3周(亚急性期),病变区处于吸收期,密度较前增高,病灶水肿消失及吞噬细胞浸润可与周围正常脑组织等密度,CT检查上不易分辨,称为"模糊效应";脑梗死后4~5周,病灶密度接近脑脊液,范围较急性期小。出血性脑梗死多见于脑栓塞,病灶区呈混杂密度。但CT检查对较小梗死灶及脑干、小脑部位病灶分辨率差。

(2)头颅MRI检查:可清晰地显示早期(发病后数小时)缺血性脑梗死,脑干、小脑梗死等,危重患者、安装起搏器的患者不能行MRI检查。梗死灶呈T_1

低信号、T_2高信号,出血性脑梗死时 T_1 有高信号混杂。功能性 MRI 检查,如弥散加权成像和灌注加权成像,可以在起病后数分钟内检测到缺血性改变,两者显示病变范围相同的区域,为不可逆性损伤部位;两者显示病变范围不一致的区域,为缺血半暗带。功能性 MRI 检查可为超早期溶栓治疗提供依据。

(3)血管造影:数字减影血管造影、计算机体层血管成像和磁共振血管造影可以发现血管狭窄、闭塞以及其他血管病变,如动脉炎、动脉瘤等,为脑卒中的介入治疗提供依据。作为无创性检查,磁共振血管造影的应用非常广泛,但对于小血管显影不清,尚不能替代数字减影血管造影及计算机体层血管成像,其中数字减影血管造影为脑血管病变检查的金标准。

(4)经颅彩色多普勒超声检查:对评估颅内外血管狭窄、闭塞、痉挛或血管侧支循环建立情况有帮助。

(5)单光子发射计算机断层成像术和正电子发射断层成像术:能在发病后数分钟显示脑梗死的部位和局部血流的变化,可识别缺血半暗带、指导溶栓治疗并判断预后。但因费用高,目前在脑梗死的诊治中应用较少。

(二)脑栓塞

1.头颅 CT 检查和 MRI 检查

头颅 CT 检查和 MRI 检查可显示脑栓塞的部位和范围,如发现出血性脑梗死则更支持脑栓塞。发病后 24～48 小时内头颅 CT 检查在病变部位出现低密度的改变。发生出血性脑梗死时,在低密度的梗死区出现单个或多个高密度影。

2.计算机体层血管成像、磁共振血管造影和数字减影血管造影检查

计算机体层血管成像、磁共振血管造影和数字减影血管造影检查可以显示闭塞的血管、评价颅内外动脉的狭窄程度、动脉粥样硬化性斑块和栓子等,为脑卒中的介入治疗提供依据。

3.超声检查

(1)颈动脉超声检查:可评价颈动脉管腔狭窄程度及动脉硬化斑块情况,对证实颈动脉源性栓塞有一定意义。

(2)经颅彩色多普勒超声检查:发现颅内大血管狭窄的重要手段,能发现严重的颅内血管狭窄,判断侧支循环情况,进行栓子监测以及在血管造影前评估脑血液循环的状况。

(3)超声心动图检查:能证实心源性栓子是否存在。

4.脑脊液检查

脑脊液检查一般为正常。大面积脑梗死时患者颅内压增高;出血性脑梗死者脑脊液可呈血性或镜下可见红细胞;感染性心内膜炎者由于含有细菌栓子,脑脊液中白细胞计数明显增高。

5.其他检查

心电图检查可发现心律失常、心肌梗死和心肌炎等;24 小时动态心电监护仪可发现心律失常的规律;血常规、红细胞沉降率,以及血培养等检查对细菌性心内膜炎的诊断有一定帮助。

(三)腔隙性脑梗死

1.头颅 CT 检查

头颅 CT 检查可见基底核区、皮质下白质单个或多个低密度病灶,边界清晰,无占位效应。

2.头颅 MRI 检查

头颅 MRI 检查 T_1 呈等或低信号,T_2 呈高信号,可早期发现较小的腔隙性病灶或位于脑干的病灶。

3.正电子发射断层成像术和单光子发射计算机断层成像术

正电子发射断层成像术和单光子发射计算机断层成像术常可早期发现脑组织缺血改变,但费用高,未能广泛使用。

4.数字减影血管造影检查

数字减影血管造影检查对反复发生腔隙性脑梗死的年轻患者,有助于明确病因,也可与脑血管畸形、烟雾病和动脉炎等相鉴别。

四、治疗

(一)一般治疗和危险因素控制

急性脑梗死起病急、变化快、异质性强,在处理时应注意以下几点:

(1)遵循"循证医学与个体化分层相结合"的原则。

(2)按照"正确的时间顺序提供及时的评价与救治措施"。

(3)系统性,即应整合多学科的资源,如建立有组织的卒中中心或卒中单元系统。

此外,急性期尚需注意血压、血糖和血脂管理。急性脑梗死后 24 小时内血压升高的患者应谨慎处理,血压持续升高至收缩压≥26.7 kPa(200 mmHg),或舒张压≥14.7 kPa(110 mmHg),或伴有严重心功能不全、主动脉夹层、高血压脑病的患者,可予降压治疗,并严密观察血压变化。

准备溶栓及桥接血管内取栓者,血压应控制在收缩压＜24.0 kPa（180 mmHg）、舒张压＜13.3 kPa（100 mmHg），血糖浓度控制在 7.8～10.0 mmol/L。血糖浓度超过 10 mmol/L 时,可给予胰岛素治疗;血糖浓度低于 3.3 mmol/L 时,可给予 10%～20% 的葡萄糖口服或注射治疗,目标值是恢复正常血糖浓度。

在血脂管理方面,在服用他汀类药物期间发生脑梗死的患者,在卒中急性期继续服用他汀类药物是合理的。未服用他汀类药物而符合接受他汀治疗条件的患者,在医院内启动他汀类药物治疗是合理的,必要时可强化降脂。

(二)静脉溶栓治疗

对脑梗死发病 4.5 小时内的患者,应按照适应证、绝对禁忌证和相对禁忌证严格筛选患者,尽早给予静脉重组组织型纤溶酶原激活剂溶栓治疗。溶栓治疗获益是具有时间依赖性的,应尽早开始治疗。重组组织型纤溶酶原激活剂的用法为 0.9 mg/kg（最大剂量为 90 mg）,其中总量的 10% 在最初 1 分钟内静脉推注,剩余的 90% 持续滴注 1 小时。静脉重组组织型纤溶酶原激活剂溶栓治疗后 24 小时内血压应＜24.0/13.3 kPa（180/100 mmHg）。在静脉溶栓治疗过程中,医师应充分准备应对紧急的不良反应,包括出血并发症和可能引起气道梗阻的血管源性水肿。

发病在 6 小时内,可根据适应证和禁忌证标准严格选择患者给予尿激酶静脉溶栓。使用方法为尿激酶 100 万～150 万单位,溶于生理盐水 100～200 mL,持续静脉滴注 30 分钟。

(三)血管内介入治疗

血管内介入治疗包括动脉内溶栓、静脉和动脉内联合溶栓（桥接治疗）、机械性碎栓/取栓、急性血管成形术和支架植入术等。目前,对于静脉溶栓时间窗内的患者,静脉溶栓治疗是首选的治疗方案,静脉溶栓禁忌的患者,可以将机械取栓作为大血管闭塞的治疗方案。

发病 6 小时内,符合以下标准时可机械取栓治疗:①卒中前改良 RANKIN 量表评分 0～1 分;②脑梗死由颈内动脉或大脑中动脉 M1 段闭塞引起;③年龄 ≥18 岁;④美国国立卫生研究院卒中量表评分≥6 分;⑤Alberta 卒中项目早期 CT 评分≥6 分。

距最后正常时间 6～16 小时及距最后正常时间 16～24 小时者,经严格临床及影像学评估后,可进行血管内机械取栓治疗。

(四)其他药物治疗

1.抗血小板聚集治疗

对于不符合静脉溶栓或血管内取栓适应证且无禁忌证的脑梗死患者,应在发病后尽早给予口服阿司匹林 150～300 mg/d 治疗,急性期后可改为预防剂量 50～300 mg/d,不耐受者可使用氯吡格雷等。对于静脉重组组织型纤溶酶原激活剂治疗的患者,通常推迟到 24 小时后服用阿司匹林。对于轻型卒中及中高危短暂性脑缺血发作患者,在发病 24 小时内启动双重抗血小板治疗[阿司匹林每次 100 mg,每天 1 次,联合氯吡格雷每次 75 mg,每天 1 次(氯吡格雷首次负荷剂量为 300 mg)],持续治疗 21 天,对预防发病 90 天内的早期卒中复发有益。

2.抗凝治疗

抗凝药物包括普通肝素、低分子量肝素、口服抗凝剂和凝血酶抑制剂等。大多数急性脑梗死患者,不适合无选择地早期进行抗凝治疗。对少数特殊的急性脑梗死患者(如放置心脏机械瓣膜)是否进行抗凝治疗,需综合评估(如病灶大小、血压控制、肝肾功能等),如出血风险较小,致残性脑栓塞风险高,可在充分沟通后谨慎选择使用。特殊情况下溶栓后还需抗凝治疗的患者,应在 24 小时后使用抗凝剂。

3.神经保护剂和改善脑循环药物

神经保护剂的疗效与安全性尚需开展更多高质量临床试验进一步证实。在临床工作中,依据随机对照试验研究结果,个体化应用依达拉奉、丁苯酞、人尿激肽原酶等药物。

第五章　阿尔茨海默病

一、概述

阿尔茨海默病是一种多发生于老年人的慢性、原发性、不可逆性的中枢神经系统变性疾病，以多种认知功能障碍、精神行为异常和生活能力下降为主要临床表现，以脑神经细胞外 Aβ 聚集形成的老年斑、脑神经细胞内 tau 蛋白异常聚集形成的神经元纤维缠结、脑皮质神经细胞减少和皮质小动脉血管淀粉样变性为主要病理改变。

阿尔茨海默病的病因至今未完全清楚，一般认为阿尔茨海默病是复杂的异质性疾病，多种因素包括遗传因素、神经递质、免疫因素和环境因素等均可能参与致病。目前阿尔茨海默病的发病机制主要包括基因突变、β-淀粉样蛋白学说、tau 蛋白学说、线粒体级联假说、表观遗传修饰假说、神经炎症假说等，具体如下。

（一）基因突变

根据是否有家族史又可分为家族性阿尔茨海默病和散发性阿尔茨海默病。在家族性阿尔茨海默病中，淀粉样前体蛋白、早老蛋白已是明确的致病基因，对于占帕金森病 90% 以上的散发性阿尔茨海默病，主要的影响基因包括载脂蛋白 E 基因、簇集蛋白基因、补体受体 1 基因和磷脂结合网格蛋白装配蛋白基因等。

随着阿尔茨海默病遗传研究方面的发展，许多新的与阿尔茨海默病相关基因位点被发现，包括胆固醇代谢基因、甾醇氧-酰基转移酶 1 基因、前列腺素内过氧化物合酶 2 基因，以及血管紧张素转化酶基因等，然而也有研究表明胆固醇代谢基因、甾醇氧-酰基转移酶 1 对阿尔茨海默病发病影响不大。也有研究表明，微小 RNA 与阿尔茨海默病的发病机制密切相关，微小 RNA 在阿尔茨海默病及基因翻译表达中扮演重要角色。

人体 19 号染色体中载脂蛋白 E4 基因是人体正常基因，研究发现，在阿尔茨海默病发病提前的患者中，载脂蛋白 E4 基因出现频繁，且患阿尔茨海默病概率与载脂蛋白 E4 基因的频繁出现率呈正相关，是发生阿尔茨海默病的危险因子。人体中 22 号染色体中 *SLC25A38* 基因是一种氨基酸载体，有研究发现，SLC25A38 蛋白与神经元退行和神经细胞的凋亡密切相关，该蛋白介导线粒体基质与膜间隙和膜间隙与细胞质之间的溶质转运，是线粒体正常工作所需的物质保障。如果 *SLC25A38* 基因发生突变，它的功能受损，会导致脑内物质失衡，发生神经系统性病变。

(二)β-淀粉样蛋白学说

Aβ 是由其前体蛋白切割加工后形成的。淀粉样前体蛋白是体内广泛存在的一种跨膜蛋白，现研究已经明确淀粉样前体蛋白可以经由外排和内吞 2 条途径进行切割分解，介导外排途径的分泌酶是 α-分泌酶，它主要水解淀粉样前体蛋白 687 和 688 氨基酸残基间的肽键，抵抗兴奋性氨基酸毒性，保护神经存活，这条途径是正常生理条件下进行淀粉样前体蛋白分解的主要途径。而内吞途径是由 β-分泌酶和 γ-分泌酶介导的，淀粉样前体蛋白经过这 2 个酶的序贯切割后形成大量的 $A\beta_{40}$ 和少量的 $A\beta_{37}$、$A\beta_{38}$、$A\beta_{39}$ 和 $A\beta_{42}$，在这所有的产物中 $A\beta_{42}$ 是最易发生聚集的。$A\beta_{42}$ 是一种不溶性多肽，更易形成老年斑；$A\beta_{40}$ 则更易形成典型的纤维。阿尔茨海默病患者脑中淀粉样前体蛋白主要经 β 分泌酶途径降解，产生不溶性的 Aβ 片段导致 Aβ 寡聚体形成、沉积，产生神经毒性，同时引发由脑内胶质细胞参与和介导的炎症反应，造成脑内神经细胞的损伤和死亡，最终导致阿尔茨海默病的发病。

Aβ 不仅可由脑实质的神经元、胶质细胞等产生，还可由血管内皮细胞等多种细胞生成。脑实质内外的 Aβ 可以通过血-脑屏障进行交换，Aβ 主动转运跨越血-脑屏障与多种蛋白受体有关。晚期糖基化终产物受体使血液中的 Aβ 跨越血-脑屏障进入脑实质，在大脑中沉积，而阿尔茨海默病患者脑组织内表达上调，且与疾病的严重程度及年龄相关。脑实质内的 Aβ 由低密度脂蛋白受体-1 运输到血管内皮细胞上，再由三磷酸腺苷结合盒转运蛋白转运体从血管内皮细胞运输进入血液。研究表明，阿尔茨海默病患者脑血管内皮细胞上三磷酸腺苷结合盒转运蛋白 G2 表达水平升高。当 Aβ 跨膜转运的功能障碍，影响脑实质内 Aβ 产生和降解失衡，通过直接神经毒性或者介导炎症反应，同样导致阿尔茨海默病的发生。

(三)tau 蛋白学说

细胞外大量老年斑的形成及细胞内神经原纤维缠结是阿尔茨海默病特征的

病理改变。异常过度磷酸化的 tau 蛋白是细胞内神经原纤维缠结最主要的成分,已有研究表明异常的 tau 蛋白大量聚集于退行性病变的神经元与阿尔茨海默病患者的病程进展呈正相关。由此可见,tau 蛋白在细胞内大量聚集是导致阿尔茨海默病患者发病并进一步促进疾病发展的关键因素。

tau 蛋白是一种微管相关蛋白,可以与微管蛋白结合并促进其形成,与成型的微管结合保持其稳定性,而异常磷酸化的 tau 蛋白与微管结合的能力仅是正常的 1/10,并丧失了稳定微管的能力,不能正常促进正常微管装配功能,还与具有生理功能的 tau 蛋白竞争结合,他们大量聚集并形成成对螺旋丝,并从微管上夺取相关蛋白,破坏正常的微管系统,导致正常微管解聚,细胞死亡。研究表示阿尔茨海默病患者脑中受累的神经元微管结构广泛被破坏,正常轴突转运受损,突触丢失神经元功能受损,最终导致脑神经退行性病变。

目前研究已经发现 tau 蛋白存在的过度磷酸化位点,主要位于 N-端、C-端以及与微管结合重复的区域。并且已经发现 3 种不同类型的 tau 蛋白可用于检测阿尔茨海默病患者,他们可能代表神经原纤维退化的不同阶段,可以进一步作为疾病进展的标志物。

tau 蛋白的异常过度磷酸化与 Aβ 生成之间很可能存在相关调节促进的机制,tau 蛋白的磷酸化、细胞内神经原纤维缠结形成对 Aβ 的沉积有促进作用,反之 Aβ 的沉积可能会进一步恶化异常磷酸化的 tau 蛋白与微管结合的能力,加速微管系统破坏,共同加重阿尔茨海默病的临床症状,促进病程进展。

(四)线粒体级联假说

线粒体在神经元中起到不可替代的重要作用,体现在神经元几乎全部依赖线粒体供能,线粒体的钙调节能力对维持突触功能起到重要作用,线粒体参与重要的细胞信号转导系统的调节,并且线粒体可以介导神经元凋亡。大量的神经病理及神经生化研究提示,阿尔茨海默病患者脑内糖利用障碍和能量供应不足,线粒体中与氧化磷酸化产能相关的线粒体复合物Ⅳ及线粒体复合物Ⅴ功能下降,线粒体形态和分布改变以及线粒体氧化应激增加。同时,线粒体也是神经元内 Aβ 沉积的关键部位。目前已知 Aβ 进入线粒体与多个线粒体蛋白如 Aβ 结合乙醇脱氢酶、亲环蛋白 D、寡霉素敏感相关蛋白等相互作用,造成线粒体功能的严重损伤。研究发现,神经元的线粒体尤其是突触部位的线粒体在阿尔茨海默病早期甚至超早期即出现功能损伤,其损伤的发生早于显著的突触功能障碍和 Aβ 在脑内的大量沉积,这提示线粒体功能障碍至少是阿尔茨海默病发病早期的重要特征性病理改变之一。有研究发现,部分散发性阿尔茨海默病患者的发病呈现母系遗传的特点,这进一步提示阿尔茨海默病发病可能有线粒体因素的参与。

　　基于以上原因,有学者提出了阿尔茨海默病的线粒体级联假说。此假说的核心内容是线粒体损伤引起神经元三磷酸腺苷缺乏、钙稳态紊乱以及氧化应激等功能障碍,通过复杂因素的相互作用,导致突触功能障碍、Aβ 产生增多、tau 蛋白异常磷酸化,以及凋亡通路的激活,最终介导神经元的变性死亡。此假说认为线粒体的基础功能和线粒体的损伤速度影响阿尔茨海默病的发病时间和疾病持续时间,即线粒体基础功能越低下,线粒体的衰竭速度越快,阿尔茨海默病个体的症状和病理变化出现得越早。而个体的基础线粒体功能及线粒体的衰竭速度受到遗传和环境因素的影响。此假说目前虽然不尽完善,但有越来越多的证据支持线粒体因素在阿尔茨海默病发病及疾病进展过程中的作用。

　　此外,研究发现,针对线粒体损伤的药物干预能有效地改善阿尔茨海默病模型动物的认知功能状况,进一步提示线粒体功能障碍在阿尔茨海默病神经元以及突触损伤中的作用。目前着眼于促进线粒体氧自由基清除来保护阿尔茨海默病神经元线粒体的临床试验正在进行,对此类试验结果的追踪有助于对阿尔茨海默病线粒体致病假说的进一步评价。

(五)表观遗传修饰假说

　　表观遗传修饰是通过一些表观遗传生物学标志物对基因组 DNA 或组蛋白等进行修饰,促使基因表达改变(基因沉默或激活),从而引起细胞表型变化,但此过程不涉及基因突变。DNA 甲基化、组蛋白修饰、染色质重塑以及微小 RNA 是目前已知的重要的表观遗传生物学标识。研究发现,在早期阿尔茨海默病患者脑中,即发现脑区特异性 DNA 甲基化水平改变,提示表观遗传生物学在阿尔茨海默病中的作用;在阿尔茨海默病患者脑中还存在组蛋白去乙酰化酶过表达,此变化可能与阿尔茨海默病组蛋白去乙酰化密切相关。并且在阿尔茨海默病动物模型中,应用组蛋白去乙酰化酶 2 抑制剂能显著提高树突棘密度,从而改善认知,这进一步提示了表观遗传学变化在阿尔茨海默病发病及病理生理过程中的角色。同时,有研究提示,表观遗传修饰还与其他阿尔茨海默病发病相关因素如阿尔茨海默病相关的单核苷酸多态性位点、铅接触等叠加共同参与了阿尔茨海默病的发病过程。

(六)神经炎症假说

　　神经炎症是机体对损伤刺激的反应,表现为小胶质细胞以及星形胶质细胞活化，继而小胶质细胞吞噬作用增强，炎性因子及化学趋化因子释放增加，补体系统活化，一氧化氮以及氧自由基产生增加。研究发现，阿尔茨海默病脑内存在小胶质细胞和星形胶质细胞的活化，以及白细胞介素-1β、白细胞介素-6、肿瘤坏死因子α等炎性因子的水平升高，其中胶质细胞的活化部位与老年斑的分布密切相关。这些发现均提示，神经炎症是阿尔茨海默病脑内的一个重要病理学改变。

随着研究的深入，逐步形成了阿尔茨海默病的神经炎症假说。该假说具体内容为，颅脑创伤、氧自由基、感染以及阿尔茨海默病关键性病理损伤等均可促进胶质细胞活化、释放炎性因子；在神经炎症反应早期，其在清除 Aβ、维持微环境稳态中起到重要的保护作用；而持续的神经炎症则将引起神经元功能损伤，并最终导致神经元变性死亡。同时，持续的神经炎症还会降低小胶质细胞清除 Aβ 的能力，促进神经元 Aβ 的产生，最终形成一种不断加强阿尔茨海默病病理损伤的恶性循环。

针对脑内髓样细胞表面的受体 2 的研究表明，髓样细胞表面的受体 2 变异可以增加阿尔茨海默病的发病风险，髓样细胞表面的受体 2 缺陷可以消除髓样细胞表面的受体 2 阳性的炎性巨噬细胞，从而改善阿尔茨海默病模型鼠的病变程度。而且，在一项针对阿尔茨海默病患者的临床试验中，已经找到了髓样细胞表面的受体 2 的变异基因型，进一步提示神经炎症可能是阿尔茨海默病发病的一个始动危险因素。

除此之外，临床试验观测到应用非甾体抗炎药、姜黄素以及银杏提取物等抗感染治疗，对阿尔茨海默病患者的认知功能状况具有部分的保护作用。同时，非甾体抗炎药还可以降低携带载脂蛋白 E4 等位基因的正常人群的阿尔茨海默病患病风险，其原因可能与炎症反应的遗传异质性有关。这些抗炎药物临床试验结果提示了神经炎症在阿尔茨海默病病理生理过程中发挥的作用以及抗炎药物在阿尔茨海默病治疗中的价值。

(七)线粒体功能障碍

线粒体是一种细胞器，也被定义为细胞的动力源。人体中的每个细胞都依赖于线粒体提供的能量来维持正常的生理功能。研究发现，阿尔茨海默病患者与非阿尔茨海默病患者体内的线粒体在数量、结构和酶活性方面均存在差异。线粒体功能障碍已被确认为阿尔茨海默病发病的早期事件，主要表现为脑代谢降低、Ca^{2+} 稳态破坏和氧自由基水平升高等。

研究证实电压依赖性阴离子通道 1 在调节线粒体能量代谢和线粒体介导的

细胞凋产中发挥重要作用,并且在阿尔茨海默病的发生和发展过程中出现了表达上的改变。同时,电压依赖性阴离子通道 1 可以与阿尔茨海默病相互作用,介导线粒体功能发生紊乱。因此,电压依赖性阴离子通道 1 的表达与功能调节在阿尔茨海默病中发挥重要作用。

(八)胰岛素抵抗

胰岛素抵抗是 2 型糖尿病的主要特征,但胰岛素抵抗与阿尔茨海默病的发生也存在一定的联系。胰岛素受体在大脑中的所有细胞类型中均有表达,具有调节全身代谢、改善认知和情绪等作用。研究发现,阿尔茨海默病患者脑内的胰岛素受体表达水平下降。当大脑中胰岛素受体表达下降,即脑细胞对胰岛素的分子信号传导反应降低时,就会出现代谢能力、认知和情绪等方面受损,针对这一现象,有学者提出"脑胰岛素抵抗"这一概念。当发生脑胰岛素抵抗时,大脑胰岛素受体的敏感性会发生改变,通过影响代谢降解,导致 Aβ 沉积。

另一方面,胰岛素还会竞争性抑制胰岛素降解酶,使其降解聚集 Aβ 的功能下降,减缓了脑内的 Aβ 清除,也会导致 Aβ 沉积,引起神经元变性。同时,脑胰岛素抵抗会活化糖原合成酶激酶 3,而糖原合成酶激酶 3 是 t 蛋白磷酸化的重要激酶之一,会进一步加重神经毒性。临床试验证实通过鼻内给药常规胰岛素可改善阿尔茨海默病患者的认知障碍,且不会引起全身性低血糖,这一发现为阿尔茨海默病的临床诊疗提供了新的可能性。

(九)菌群-肠道-脑轴失调

菌群-肠道-脑轴是指介导于肠道微生物、肠道和大脑之间的双向通信系统,这种交流机制涉及神经、内分泌、免疫和代谢等信号传导。肠道菌群通过释放神经递质或内毒素刺激促炎性细胞因子的分泌,激活中枢神经系统的免疫活性或肠迷走神经,从而影响中枢神经系统。反之,中枢神经系统可通过压力或消极情绪等刺激下丘脑-垂体。肾上腺轴释放神经递质或兴奋交感神经来影响肠道微生物。

研究显示与非阿尔茨海默病者相比,阿尔茨海默病患者体内的肠道微生物丰富度降低、多样性下降,且两者组成上存在差异,这些变化会引起肠道屏障的通透性增加和免疫激活,导致全身炎症,继而可能损害血-脑屏障,促进神经炎症,引起神经损伤,最终导致神经变性,且肠道微生物还可以通过诱导 Aβ 聚集来促进阿尔茨海默病的发生。此外研究发现,微生物的代谢副产物短链脂肪酸等也可参与阿尔茨海默病的发生。

(十)神经血管假说

现随着研究的进展,越来越多的证据指出血管神经病变与阿尔茨海默病存在许多共同的危险因素。研究发现它们拥有相同的易感基因,载脂蛋白E等位基因是心血管危险因子,可以增加阿尔茨海默病的发病风险;也已有研究发现低密度脂蛋白受体相关蛋白参与Aβ的生成,并参与脑内的Aβ的清除。在寻求阿尔茨海默病发病因素中,脂代谢紊乱同样不可忽视,比如高血清胆固醇浓度与阿尔茨海默病的发病率增加有关,实验表明老年斑内存在胆固醇聚集的现象。高同型半胱氨酸血症是心脑血管病发病的独立危险因素,现有研究发现其也是阿尔茨海默病发病的独立危险因素,高同型半胱氨酸可增加海马神经元对神经毒物的敏感性,增高氧化应激损伤,最终加速神经元的凋亡。

除此之外,动脉粥样硬化的相关危险因素,比如血小板活化,胆碱乙酰化酶活性降低,精氨酸加压素的分泌异常、肾素-血管紧张素系统紊乱等均参与阿尔茨海默病的进程,加重认知障碍,但具体相关发病机制仍未完全明确。

二、临床表现与病变定位

阿尔茨海默病通常隐袭起病,呈持续进行性,停止进展的平稳期即使有也极罕见。临床表现可分为认知功能缺损症状和非认知性精神神经症状,两者都将导致社会生活功能减退。

(一)认知功能缺损症状

阿尔茨海默病的认知功能缺损症状通常包括记忆障碍、语言障碍、视空间和结构能力障碍、失认症、失用症,以及由于这些认知功能损害导致的执行功能障碍。

1.记忆障碍

阿尔茨海默病患者对新近学习的知识很难回忆,近事记忆比远事记忆更易受损。

2.语言障碍

程度较轻的阿尔茨海默病患者尽管有明显的记忆障碍,但一般性社交语言则相对保留。当深入交谈后就会发现患者的语言功能损害,主要表现为语言内容空洞、重复和赘述。语言功能损害主要表现为找词能力、句法知识和论说能力3个方面。

(1)找词能力:询问患者物品的名字,即命名测验,可以反映找词能力。患者可能以物品的用途指代名字,例如用"写字的东西"代替"笔"。

（2）句法知识：在语句中的相互关系及排列次序与句法知识有关。句法知识一般不容易受损，如有损害则说明疾病程度较重。当疾病程度较轻时，可能会发现患者的语言和写作的句法比较简单。

（3）论说能力：指将要说的句子进行有机组合，患者论说能力的损害通常比较明显，可能过多地使用代词，但指代关系不明确，交谈时语言重复较多。

3.视空间和结构能力障碍

视空间和结构能力障碍指非优势侧大脑半球的额顶叶受损害所致的认知功能损害，表现为时间、地点、人物定向障碍和对空间结构的辨别障碍。可以通过画钟测验、积木测验、描图测验等简单的神经心理测验判定视觉空间和结构能力障碍。

4.失认症

失认症指在大脑皮质水平难以识别或辨别各种感官的刺激，这种识别困难不是由于外周感觉器官的损害如视力下降或听力减退所致。具体表现为对物体或人物形象、颜色、距离、空间环境等失认，此时极容易造成空间定向障碍或不能通过视觉来辨别物品，严重时不能辨别亲友甚至自己的形象，患者最终成为"精神盲"而没有视觉障碍。患者也可表现为对语音、语调和语义难以理解或难以辨别躯体上的感觉刺激。

5.失用症

失用症指感觉、肌力和运动协调性正常，但不能进行有目的性的运动。如患者不能执行命令，不能模仿一个动作或不能把命令转化为有目的性的动作，大部分轻、中度阿尔茨海默病患者可完成简单的和熟悉的动作。随着病情进展，失用逐渐影响患者的吃饭、穿衣以及其他生活自理能力。

6.执行功能障碍

执行功能包括动机、抽象思维、复杂行为的计划和组织等高级认知功能。执行功能障碍与额叶或有关的皮质下通路功能障碍有关，主要表现为日常工作和学习能力下降，组织、计划和管理能力减退等。

（二）精神行为症状

1.妄想

阿尔茨海默病患者由于容易忘记物品的放置位置，因此认为物品被窃。由于失认而认为自己的家不属于自己，常要求回家，少数患者认为配偶不忠，还有部分患者认为自己配偶或亲人是别人装扮（替身综合征）。阿尔茨海默病患者的妄想往往不系统，结构不严密，时有时无。

2.幻觉

阿尔茨海默病患者可出现各种幻觉,但以视幻觉多见。常见的视幻觉是看见偷窃者或入侵者,看见死去的亲人等。偶尔在没有视幻觉的情况下,可听到偷窃者或死去的亲人说话,也可有其他言语性幻听。

3.情感障碍

约1/3的阿尔茨海默病患者伴有抑郁。疾病程度较轻时,患者的焦虑症状比较常见,患者可能担心自己的工作能力和生活能力,还可能担心自己的钱财、生命等;疾病程度较重时,患者情感平淡或淡漠日趋明显。

4.攻击行为

攻击行为包括语言攻击和身体攻击2类。阿尔茨海默病患者最常见的攻击行为是抗拒为其料理生活,如洗澡、穿衣等,常见的躯体攻击行为有咬、抓、踢等。虽然阿尔茨海默病患者可出现多种攻击行为,但造成严重伤害的事件极少见。有时阿尔茨海默病患者主观意识到自己的智力缺损,却极力否认,进而在应激状况下产生继发性激越,即发生灾难反应。

5.活动异常

阿尔茨海默病患者因认知功能下降,常做出各种无目的或重复性活动,如反复搬移物品,反复收拾衣物,将贵重物品收藏在不恰当位置。不少患者出现徘徊症,表现为整天不停漫步,或跟随照料人员,或晚间不恰当地要求外出等,有些患者表现为活动减少、呆坐。

6.饮食障碍

因进食减少,约1/2的阿尔茨海默病患者存在营养不良、体重减轻。有些阿尔茨海默病患者因饮食不知饱足,导致饮食过多、体重增加,还有极少数患者出现嗜异食,吃一些常人不吃的东西。

7.生物节律改变

正常老年人睡眠时间有所减少,慢波睡眠减少,白天易疲劳。阿尔茨海默病患者晚上觉醒次数明显增多,随着病程的进展,快眼动睡眠减少,白天睡眠增加,最后睡眠节律完全被打乱。患者的行为异常在傍晚时更明显,称为日落综合征。

8.性功能障碍

男性阿尔茨海默病患者常有性功能减退,偶尔也可有不适当的性行为和性攻击。

(三)神经系统症状

轻、中度阿尔茨海默病患者常没有明显的神经系统体征,少数阿尔茨海默病患者有锥体外系统受损的体征或出现摸索、强握、吸吮等神经系统原始反射。重度阿尔茨海默病患者晚期最明显的神经系统体征是肌张力增高,四肢呈强直性或屈曲性瘫痪。阿尔茨海默病患者最终可表现为无动性缄默,甚至呈持续性植物状态。

临床上为便于观察,按病程将阿尔茨海默病分为早期、中期和晚期 3 个阶段。阿尔茨海默病各期临床表现,见表 5-1。

表 5-1　阿尔茨海默病各期临床表现

	早期	中期	晚期
病程	1～3 年(健忘期)	2～10 年(混乱期)	5～12 年(痴呆期)
记忆	近事记忆受损	远事记忆受损	无法测试
言语	部分命名失语、言语流利轻微受限	理解力障碍、复述障碍	缄默症
视空间障碍	错摆物体、操作困难	迷路、复制数字困难	无法测试
行为	妄想、抑郁、失眠	妄想、抑郁、激越、失眠	激越、梦游
神经系统	面-手测试异常、失写、额叶释放征	面-手测试异常、失写、额叶释放征	缄默、小便失禁、额叶释放征、强直步态障碍、肌阵挛
CT 检查和(或)脑电图检查	正常	可有改变	明显异常

三、辅助检查

(一)体液生物学标志物

1.血浆和脑脊液 $A\beta_{40}$、$A\beta_{42}$

轻度阿尔茨海默病患者的血浆 $A\beta_{40}$ 和 $A\beta_{42}$ 浓度较正常老年人高,中度以上阿尔茨海默病患者的血浆 $A\beta_{40}$ 和 $A\beta_{42}$ 浓度随病情加重而下降,与正常老年人相比较无显著性差异;阿尔茨海默病患者脑脊液中 $A\beta_{40}/A\beta_{42}$ 比值较正常老年人明显升高,脑脊液 $A\beta_{40}$ 和 $A\beta_{42}$ 的联合应用对阿尔茨海默病早期诊断更有意义。

2.脑脊液总 tau、磷酸化 tau 水平

阿尔茨海默病患者脑脊液中总 tau 平均含量比对照组高 2～3 倍,但在路易体痴呆、额颞叶痴呆等患者的脑脊液中也可见总 tau 含量升高,故不能将脑脊液总 tau 含量作为区分患者疾病类型的标志物。用 ELISA 法检测磷酸化 tau 的

5个磷酸化位点,可见阿尔茨海默病患者中磷酸化tau199和磷酸化tau181水平明显高于血管性痴呆及健康对照组,其中磷酸化tau181水平升高是症状前阿尔茨海默病敏感指标;由于磷酸化tau对神经原纤维缠结的形成具有特异性,故可用磷酸化tau对阿尔茨海默病和其他疾病进行鉴别。

3.血清抗 Aβ 抗体

阿尔茨海默病患者血清中天然抗 Aβ 抗体的浓度升高,有可能成为诊断阿尔茨海默病的潜在生物学标志物。

(二)遗传学指标

遗传学指标包括阿尔茨海默病遗传标志物淀粉样前体蛋白基因、早老蛋白基因1、早老蛋白基因2,对早发家族性阿尔茨海默病患者的诊断有很高的灵敏性和特异性。载脂蛋白 Eε4 等位基因和脑脊液载脂蛋白 E 含量的测定对散发性和晚发家族性阿尔茨海默病患者具有一定的辅助诊断价值。

(三)神经影像学检查

1.CT 检查

CT 检查可以发现阿尔茨海默病患者脑萎缩,多数为全面性脑室扩大和脑沟增宽,但仍以颞叶内侧和海马萎缩最明显。

2.MRI 检查

用冠状面 MRI 测量海马体积或海马体积与整个脑体积比值,发现阿尔茨海默病患者海马体积缩小、颞叶萎缩,此征象是早期诊断阿尔茨海默病准确、可靠的指标之一。颞角宽度是区别阿尔茨海默病、血管性痴呆和正常老化最敏感的指标。因此,MRI 检查对阿尔茨海默病的鉴别诊断也有重要意义。由于阿尔茨海默病进行性脑萎缩与临床病情进展相一致,所以 MRI 还可以用于病情随访和判定药物疗效。

3.单光子发射断层扫描

单光子发射断层扫描显示阿尔茨海默病患者颞顶叶脑血流灌注下降或灌注缺损,且与萎缩程度成正比。而皮克病、进行性核上性麻痹、亨廷顿病等患者的低灌注区或灌注缺损区主要位于额叶,顶叶血流正常,故单光子发射断层扫描可用于阿尔茨海默病的鉴别诊断。

4.正电子发射断层扫描

阿尔茨海默病患者由于脑组织葡萄糖代谢活性降低,正电子发射断层扫描所示脑组织存在低代谢区和代谢缺损区,尤以颞顶枕皮质下最明显。95%的阿尔茨海默病患者葡萄糖代谢下降与痴呆严重程度相一致。正电子发射断层扫描比 MRI 检查能更敏感地用于诊断无症状或早期阿尔茨海默病患者。

5.磁共振波谱检查

N-乙酰天冬门氨酸是神经元活性的标志,检测 N-乙酰天冬门氨酸水平可反映脑中神经元脱失情况;肌醇是神经胶质细胞的标志,检测肌醇水平可反映脑中胶质增生情况;肌酸是脑细胞能量依赖系统的标志,将其作为内参,可客观地反映代谢物浓度变化。阿尔茨海默病患者典型的磁共振波谱检查表现为海马和颞顶联合区 N-乙酰天冬门氨酸/肌酸下降、肌醇/肌酸升高,且在反映阿尔茨海默病病变方面,肌醇/肌酸升高比 N-乙酰天冬门氨酸/肌酸下降更敏感。

(四)电生理检查

1.脑电图检查

阿尔茨海默病患者脑电图无特异性。早期阿尔茨海默病患者的脑电图可正常或仅有 α 节律变慢、波幅降低,如果脑电图早期就有快活动减少而慢波增多,则预示阿尔茨海默病患者的认知障碍会有更加明显的下降;中晚期阿尔茨海默病患者脑电图 70% 以上有异常,表现为双侧大脑半球对称的 α 波慢化或泛化。阿尔茨海默病患者脑电图变化具有区域优势性,增多的 θ 波和 δ 波活动主要以双额和双颞区明显。

2.诱发电位检查

阿尔茨海默病患者的视觉诱发电位、听觉诱发电位、体感诱发电位和事件相关电位均存在异常。

(五)神经心理学检查

1.认知功能检查

简易精神状态量表、长谷川痴呆量表、韦氏智能量表、韦氏记忆量表、阿尔茨海默病评估量表、临床痴呆评定量表等。

2.语言能力检查

汉语失语症成套测试。

3.社会和生活能力检查

社会功能活动调查表、日常生活能力量表、得克萨斯生活功能量表等。

4.抑郁量表

老年抑郁量表、汉密尔顿抑郁量表等。

5.与血管性痴呆相鉴别量表

Hachinski 量表。

(六)活体组织检查

活体组织检查是阿尔茨海默病诊断的"金标准",获得患者的脑组织并进行病理学检查,对阿尔茨海默病的诊断和鉴别诊断具有重要价值。

四、治疗

目前认为阿尔茨海默病是一种在脑老化基础上产生的进行性不可逆的神经退行性疾病。由于确切病因尚不清楚,因此尚未找到真正有效的治疗方法。治疗的目的是改善症状,延缓病情进展,维持残存的脑功能,减少并发症。

(一)治疗原则

1.早防早治

在中老年或女性绝经期尽早发现疾病,在轻度认知障碍阶段或疾病程度较轻阶段及早进行治疗。

2.联合用药

阿尔茨海默病是多种因素共同所致,给予作用于不同位点的几种药物比单一给药更理想。

3.加强日常护理

阿尔茨海默病患者多死于并发症,因此应加强护理,防治并发症。

(二)痴呆治疗

1.胆碱酯酶抑制剂

胆碱能药物主要包括乙酰胆碱酯酶抑制剂、乙酰胆碱前体、乙酰胆碱受体激动剂、胆碱再摄取增强剂、乙酰胆碱合成增强剂。在这些胆碱能药物中,有循证医学证据、被美国食品药品管理局批准临床治疗阿尔茨海默病的药物只有乙酰胆碱酯酶抑制剂。

(1)他克林:通过抑制血浆和组织中的乙酰胆碱酯酶活性增加乙酰胆碱含量、激动 M 受体和 N 受体,促进乙酰胆碱释放、脑组织利用葡萄糖等机制发挥其对阿尔茨海默病的治疗作用。该药物每次口服 10 mg,每天 4 次;6 周后可增至每次口服 20 mg,每天 4 次。但由于该药物生物利用度不高,并且有严重的肝毒性和消化道反应,故限制了其临床应用。

(2)多奈哌齐:能可逆性地抑制乙酰胆碱酯酶引起的乙酰胆碱水解而增加受体部位的乙酰胆碱含量。由于只是有轻微短暂的腹泻、恶心和失眠等不良反应,无须停药,故在临床中广泛地应用治疗轻中度阿尔茨海默病。但仍应注意,对多奈哌齐或哌啶衍生物高度敏感的患者应禁用此药物,对有心脏疾病、哮喘或阻塞性肺部疾病、消化性溃疡以及有尿潴留和惊厥的患者应慎用此药物。起始剂量为睡前口服 5 mg,4~6 周后增至睡前口服 10 mg。

(3)卡巴拉汀:一种氨基甲酸类脑选择性乙酰胆碱酯酶抑制剂,通过延缓功能完整的胆碱能神经元对释放乙酰胆碱的降解而促进胆碱能神经传导,用于治疗轻中度阿尔茨海默病。该药物每天口服 2 次,起始剂量为每次 1.5 mg;如患者能耐受,2 周后增加至每次 3 mg;仍能耐受,2 周后再次增加剂量至每次 4.5 mg;能获得最佳疗效且耐受良好的患者,则可将最高剂量维持在每次 6 mg。

(4)加兰他敏:具有调节烟碱受体的功能,也用于治疗轻中度阿尔茨海默病,主要不良反应表现为流涎、心动过缓、头晕、腹痛、腹泻、恶心、呕吐等。该药物应与食物同服,每天 2 次,其起始剂量为每次 4 mg;4 周后增加至每次 8 mg,8 周后可增加至每次 12 mg;此药物最佳剂量为 24 mg/d,中度肝损害的阿尔茨海默病患者则减至 4 mg/d。

(5)石杉碱甲:从石杉科石杉属植物蛇足石杉中提取的一种生物碱,为强效的胆碱酯酶可逆性抑制剂。该药物口服后吸收迅速,生物利用度高达 95% 以上。该药物对乙酰胆碱酯酶的抑制强度、加强间接电刺激神经引起的肌肉收缩振幅作用、增强记忆功能的作用均较毒扁豆碱显著,其耳鸣、头晕、肌束颤动、流涎、出汗、腹痛、视物模糊等不良反应少见。使用剂量为每次口服 100 μg,每天 2 次。

2.N-甲基-D-天冬氨酸受体阻滞剂

N-甲基-D-天冬氨酸受体是一种谷氨酸受体,其参与阿尔茨海默病的病理改变。谷氨酸能神经递质功能障碍,尤其是 N-甲基-D-天冬氨酸受体功能损害,会导致临床症状和疾病进展的发生。美金刚是一种电压依赖性、中等程度亲和力的非竞争性 N-甲基-D-天冬氨酸受体阻滞剂,可以阻断谷氨酸浓度病理性升高导致的神经元损伤,明显改善阿尔茨海默病患者语言功能、日常功能和精神行为症状。该药物每天口服 1 次,需逐渐增加剂量,第 1 周 5 mg,第 2 周 10 mg,第 3 周 15 mg,第 4 周以后 20 mg。

该药物常见不良反应包括眩晕、头痛、便秘、疲劳、恶心、幻觉、焦虑、膀胱炎等,处于严重蒙眬状态、肾功能不全、癫痫患者禁忌应用此药物。

3.神经保护性治疗

(1)脑细胞代谢活化剂:茴拉西坦通过刺激中枢神经系统谷氨酸受体或保护胆碱能神经元功能在轻中度阿尔茨海默病、血管性痴呆和中老年良性记忆障碍患者中发挥其神经保护作用;丙戊茶碱通过抑制星形胶质细胞的活化和小胶质细胞的神经毒性、减少神经元谷氨酸释放和自由基形成、改善中枢神经系统胆碱能功能、减少缺血引起的神经细胞凋亡等机制,在轻中度阿尔茨海默病和血管性痴呆患者中发挥其神经保护作用。

(2)脑血液循环促进剂:银杏叶提取物通过拮抗血小板活化因子、清除自由基、扩张脑血管等机制,改善轻度阿尔茨海默病、血管性痴呆和混合性痴呆患者的认知功能;双氢麦角碱为 α 受体阻滞剂,能够降低患者的脑血管阻力,增加脑血流量,也可以直接兴奋多巴胺和 5-羟色胺受体,促进神经递质的释放,起到增加神经信息传导、改善智能的作用,可用于阿尔茨海默病的治疗。

(3)抗氧化剂:单胺氧化酶抑制剂、钙离子通道阻滞剂、维生素 E 和褪黑素等抗氧化剂可以减少阿尔茨海默病患者脑内自由基的生成,并能保护神经元免受自由基的影响,因此抗氧化治疗可能对阿尔茨海默病有益。

4.非甾体抗炎药

应用布洛芬、萘普生、吲哚美辛等药物可以延缓阿尔茨海默病的进展,其抗炎作用主要表现在抑制小胶质细胞上,这也是抗炎药物治疗阿尔茨海默病的靶点。但由于非甾体抗炎药的不良反应,使其用于阿尔茨海默病的治疗受到了限制。

5.基因治疗

对于家族遗传性阿尔茨海默病患者,在出现症状之前进行调节可能阻断阿尔茨海默病的进程。即使是散发性阿尔茨海默病患者,如改变载脂蛋白 Eε4 等位基因或替换其产物,则人群中患阿尔茨海默病的可能性也将大大降低。

(三)对症治疗

1.抗抑郁药和抗精神病药物

约 1/3 的阿尔茨海默病患者有抑郁症状,首先应给予心理疏导、社会支持,必要时可加用氟西汀、帕罗西汀等选择性 5-羟色胺受体再摄取抑制剂。如阿尔茨海默病患者有激越与攻击行为、幻觉与妄想等精神症状,应给予抗精神病药物。

应用这些药物治疗阿尔茨海默病时,应从低剂量开始,缓慢增量,同时要注意用药的个体化和药物间的相互作用。

2.护理

应从生活护理、安全护理、精神症状护理、心理护理及对照顾者的支持等方面,给予阿尔茨海默病患者全方位的护理。

第六章 帕金森病

一、概述

帕金森病是发生于中老年人群的神经系统变性疾病，隐袭起病，进展缓慢，其特征性病理改变为黑质多巴胺能神经元进行性退变减少和路易体形成，导致纹状体区多巴胺递质减少，从而临床上出现运动迟缓、静止性震颤、肌强直和姿势平衡障碍等特征性症状，同时伴各种非运动症状，如嗅觉障碍、便秘、睡眠障碍等。

(一)危险因素

1.高龄

帕金森病主要发生在中老年人，40岁以前发病较为少见，提示高龄与该病发病有关。

2.环境因素

如接触与吡啶类衍生物1-甲基-4-苯基1,2,3,6-四氢吡啶分子结构类似的工业或农业毒素可能是病因之一。

3.遗传因素

帕金森病在一些家族中呈聚集现象，约10%的帕金森病患者有家族史，为不完全外显的常染色体显性遗传。遗传因素可使患病易感性增加，但只有在环境因素及年龄老化的共同作用下，才会导致发病。

研究显示，农业环境如杀虫剂和除草剂的使用，以及遗传因素等是帕金森病比较确定的危险因素。居住在农村或橡胶厂附近、饮用井水、从事田间劳动、在工业化学品厂工作等也可能是危险因素。吸烟与帕金森病发病存在负相关，被认为是保护因素，但吸烟有众多危险性，不能因该"保护因素"而提倡吸烟。此外，饮茶和喝咖啡者患病率也较低。

(二)发病机制

1.线粒体功能障碍

帕金森病患者普遍存在线粒体复合物Ⅰ活性下降,活性氧生成增加。线粒体上的质子泵功能下降,膜电压降低和渗透性通道开放,从而触发凋亡过程。线粒体复合物Ⅰ缺失可导致氧化应激和增加神经元对兴奋性毒性损伤的易感性。

2.氧化应激

与脑内其他部位相比,黑质致密部暴露于较高水平的氧化应激状态,原因包括多巴胺的代谢过程中产生大量的自由基。多巴胺自身氧化形成的神经黑色素中含大量的铁离子,这种还原型铁离子可与多巴胺代谢中产生的过氧化氢反应生成高度毒性的羟自由基,进而导致脂质过氧化,黑质神经元凋亡。

正常情况下,多巴胺毒性产生的过氧化氢被还原型谷胱甘肽清除,故不会造成危害。但在帕金森病患者残存的多巴胺神经元中,可能因代偿作用,使得多巴胺代谢中产生毒性物质的过程加速,或单胺氧化酶-B(降解多巴胺生成过氧化氢)活性增高,或还原型谷胱甘肽缺乏,导致过氧化氢不能被有效清除,并与还原型铁离子通过芬顿反应,生成高度毒性的羟自由基。氧化应激与线粒体功能障碍互为因果,恶性循环。氧化应激产生的大量自由基可损伤线粒体复合物Ⅰ,另一方面线粒体复合物Ⅰ的抑制导致更多自由基的生成。这是目前帕金森病发病机制中多数学者认同的学说。

3.谷氨酸的毒性作用

在帕金森病中,谷氨酸的神经毒性作用机制具体如下:

(1)亲离子型谷氨酸受体中的 N-甲基-D-天冬氨酸受体受谷氨酸激活后,导致大量的细胞外 Ca^{2+} 内流,胞内 Ca^{2+} 大量增加,激活 Ca^{2+} 依赖性蛋白酶,导致神经元坏死和(或)凋亡。

(2)谷氨酸可激发线粒体自由基的生成,引起线粒体功能障碍,这种毒性作用与 N-甲基-D-天冬氨酸受体无关。谷氨酸的神经毒性作用与帕金森病发生之间的关系渐被重视。目前应用 N-甲基-D-天冬氨酸受体阻滞剂和谷氨酸释放抑制剂治疗帕金森病也是相关研究的重点之一。

4.免疫炎性机制

多项研究认为,免疫炎性机制可能参与了帕金森病神经变性的发病过程。临床发现帕金森病患者血液和脑脊液中淋巴细胞数目增多,其脑脊液可引起体外培养的多巴胺能神经元的死亡,同时患者体内免疫球蛋白复合物、细胞因子和C反应蛋白等多项指标发生改变。

5.细胞凋亡学说

神经递质、自由基、化学毒物、营养缺乏、物理性损害等因素均能诱发细胞凋亡,导致帕金森病患者黑质细胞凋亡的可能原因列举如下:

(1)线粒体:功能缺陷与氧化应激。

(2)细胞色素 C:在细胞凋亡的启动中作为凋亡起始因子,起着重要作用。

(3)凋亡诱导因子:一种双功能黄素蛋白,除具有电子供体/受体功能外,还可独立作用于核染色质,具有促凋亡作用。

(4)金属离子:研究显示中脑黑质含色素的神经元具有蓄积金属元素的特性,此部位多种金属元素的蓄积已被证实有促黑质细胞凋亡的作用,有 Mn^{2+}、Ca^{2+}、Fe^{2+}、Mg^{2+} 等。

(5)Caspase:一种天冬氨酸特异性半胱氨酸蛋白酶,研究已经证实 Caspase 的激活都发生在细胞凋亡之前,属于凋亡起始因子。被活化的 Caspase 蛋白酶激活后通过级联反应激活下游的 Caspase 效应分子,最后水解一系列底物,造成 DNA 降解,进入细胞凋亡的最终通路。

(6)细胞内多种基因调节物:主要是 Bcl-2 家族,该家族共有 15 个成员,其中 Bcl-2 蛋白在帕金森病患者基底节的浓度比同年龄人群明显增高,被认为是患者自身抗活性氧的一种防御机制,其他相关基因还包括 *p53*、*C-myc* 等。

6.转运体失调学说

转运体失调学说能解释多巴胺能神经元选择性缺失的机制。对多巴胺毒性作用机制的研究,以及能产生实验性帕金森病的毒物如 6-羟基多巴胺、1-甲基-4-苯基 1,2,3,6-四氢吡啶代谢产物 1-甲基-4-苯基-吡啶离子的研究已集中在多巴胺能神经元 2 种表达的转运体上。神经元细胞膜上多巴胺转运体可将外源性毒物 1-甲基-4-苯基 1,2,3,6-四氢吡啶等运到细胞质内,并在此合成 1-甲基-4-苯基-吡啶离子,而多巴胺无须多巴胺转运体就可进入细胞质内,并被氧化产生高活性的苯醌和过氧化基团等有毒物质,提示多巴胺可对神经元产生毒性作用,这与 1-甲基-4-苯基 1,2,3,6-四氢吡啶的毒性作用不同。

7.遗传因素

遗传因素在帕金森病发病机制中的作用越来越受到人们的关注,尤其是发现了 α-突触核蛋白、*Parkin*、*UCH-L1* 等致病基因。α-突触核蛋白、*UCH-L1* 基因见于常染色体显性家族性帕金森病;而 *Parkin* 基因见于常染色体隐性少年型帕金森病。在北欧犹太人及北非人种中,LRRK2 中除了 *G2019S* 突变外,3 个氨基酸置换物基因突变已经被证实是导致帕金森病重要原因。

(三)病理及生化病理

1.病理

帕金森病主要病理改变为含色素神经元变性、缺失,黑质致密部多巴胺能神经元最显著。镜下可见神经细胞减少,黑质细胞黑色素消失,黑色素颗粒游离散布于组织和巨噬细胞内,伴不同程度神经胶质增生。残留神经元胞质中出现嗜酸性包涵体-路易体是本病重要的病理特征,路易体是细胞质蛋白质组成的玻璃样团块,α-突触核蛋白和泛素是路易体的重要组成成分。

2.生化病理

帕金森病最显著的生物化学特征是脑内多巴胺含量减少。多巴胺和乙酰胆碱是纹状体内 2 种重要的神经递质,功能相互拮抗。帕金森病由于黑质多巴胺能神经元变性、丢失,纹状体多巴胺含量显著降低,乙酰胆碱系统功能相对亢进,产生震颤、肌强直、运动减少等临床症状。此外,中脑-边缘系统和中脑-皮质系统多巴胺含量亦显著减少,可能导致认知功能减退、行为情感异常、言语错乱等高级神经活动障碍。多巴胺递质减少程度与患者症状严重度一致,病变早期通过多巴胺更新率增加(突触前代偿)和多巴胺受体失神经后超敏现象(突触后代偿),临床症状可能不明显(代偿期),随疾病的进展可出现典型帕金森病症状(失代偿期)。基底核其他递质或神经肽如去甲肾上腺素、5-羟色胺、P 物质、脑啡肽、生长抑素等也有变化。

二、临床表现与病变定位

(一)运动症状

1.运动迟缓

患者表现为随意运动减少,主要是动作速度缓慢和幅度减小。手指精细动作障碍,书写字迹弯弯曲曲,越写越小呈“写字过小征”;系鞋带、解纽扣、持筷夹物等精细动作不能顺利进行;面肌强直、运动减少致表情缺乏,眼球凝视,眼球运动不协调,眨眼少,呈“面具脸”。由于口、舌、腭、咽部肌肉运动障碍,自动的吞咽唾液动作消失,使唾液难以咽下,可致大量流涎,而患者的唾液分泌并无增加。病情严重时可有吞咽困难、饮水呛咳、构音含糊不清、音量降低、语言单调、平坦而无韵律,有时有加速倾向,呈暴发性语言。

2.静止性震颤

早期患者表现为静止性震颤,多从一侧上肢的远端(手指)开始,常为规律性的手指屈曲和拇指对掌动作,呈“搓丸样动作”,逐渐发展到同侧下肢与对侧上、下肢体,呈 N 字形进展。震颤频率为 4～6 Hz,随意运动时减弱或消失,疲劳、紧张及情绪激动时震颤加剧,睡眠时停止。努力控制可暂时抑制震颤,但持续时间较短,过后震颤反而加重。到晚期随意运动时震颤也不减弱或消失,而演变为经常性震颤,影响日常生活。少数患者可不出现震颤,部分患者可合并轻度姿势性震颤。

3.肌强直

由于协同肌与拮抗肌的肌张力均增高,患者的伸肌张力与屈肌张力均增高,受累肢体运动缓慢,在关节做被动运动时,有均匀的阻力,呈"铅管样强直"。若合并有震颤时,被动伸屈关节时在均匀阻力上出现断续停顿的"齿轮样强直",面部、颈部、躯干及四肢肌肉均可受累。肌强直严重者可引起肢体的疼痛,称为痛性痉挛。

4.姿势平衡障碍

帕金森病患者常出现特殊姿势为全身呈前倾屈曲体态,头颈部前倾,躯干俯屈、肘关节屈曲前臂内收,髋关节与膝关节略为弯曲。行走时缺乏上肢前后摆动等联合动作及姿势反射减少直至丧失,容易跌倒。步态障碍早期表现为下肢拖曳,逐渐发展为起步困难,想迈步但迈不开,双足似粘在地面上一般,一旦迈开后即可行走,一停步会再次出现起步困难,称为"冻结步态";或迈开步后,即以极小步伐(小碎步)向前冲去,越走越快,不能及时转弯或停步,称为"慌张步态"。

(二)非运动症状

1.自主神经功能障碍

自主神经功能障碍包括顽固性便秘,可能与肠系膜神经丛的神经元变性导致胆碱能功能降低、胃肠道蠕动减弱有关;尿频、排尿不畅、尿失禁、阳痿;交感神经功能障碍导致直立性低血压;汗液分泌增多或减少;头面部皮脂分泌增多呈"油脂面容",伴有脂溢性皮炎倾向。

2.精神障碍

多数患者表现出无欲和迟钝的精神状态,近半数患者抑郁,常伴有焦虑、淡漠、疲劳。有 15%～30% 的患者逐渐发生认知障碍乃至痴呆,以及幻觉、妄想及冲动控制障碍。

3.睡眠障碍

帕金森病睡眠障碍的表现多种多样,常见的有失眠、日间过度思睡、快速眼球运动睡眠期行为障碍、不宁腿综合征、睡眠呼吸障碍等。

(1)失眠:帕金森病常见的睡眠障碍类型,发生率为 30%～87%。失眠是指尽管有合适的睡眠机会和睡眠环境,依然对睡眠时间和(或)质量感到不满足,并且影响日间社会功能的一种主观体验。主要症状表现为入睡困难(入睡潜伏期超过 30 分钟)、睡眠维持障碍(整夜觉醒次数≥2 次且每次觉醒时间超过 5 分钟,或总觉醒时间超过 30 分钟)、早醒、睡眠质量下降和总睡眠时间减少(通常少于6.5 小时),同时伴有日间功能障碍。我国帕金森病患者多以睡眠维持困难、睡眠结构紊乱为主。

(2)日间过度思睡:指在日间应该维持清醒的主要时段难以持续保持清醒和警觉状态,出现难以抑制的困倦欲睡甚至突然入睡。帕金森病伴日间过度思睡的发生率为 21％～76％,日间过度思睡可出现在帕金森病运动症状之前,随着病程的进展出现增加。

(3)快速眼球运动睡眠期行为障碍:一种以快速眼球运动睡眠期间伴随梦境和肢体活动为特征的睡眠疾病,发病时暴力行为可造成自身及同床者伤害并破坏睡眠。临床表现主要包括生动或暴力的梦境及其与梦境相关的行为或情感反应,可出现不同程度的行为动作甚至是暴力行为,如殴打同床者,甚至下床活动、伤人或自伤,严重时可导致硬膜下血肿、骨折等。22％～60％的帕金森病患者合并睡眠期行为障碍,其临床症状较不合并睡眠期行为障碍的帕金森病患者相对更重,33％～65％的患者睡眠期行为障碍存在睡眠相关伤害行为。

(4)不宁腿综合征:一种常见的神经系统感觉运动障碍,帕金森病患者出现不宁腿综合征的风险是一般人群的 3 倍,平均发生率 12％,尤其在已接受治疗的帕金森病患者中其患病率较初诊未治者更高。在我国,帕金森病合并不宁腿综合征总体发生率约 33％,帕金森病患者不宁腿综合征发生的危险因素包括失眠、抑郁、认知障碍、病程、多巴胺能药物的使用、帕金森病起病年龄、不宁腿综合征起病年龄、帕金森病疾病严重程度等。

(5)睡眠呼吸障碍:一组睡眠中呼吸异常的疾病,伴或不伴清醒期呼吸功能异常,包括阻塞性睡眠呼吸暂停、中枢性睡眠呼吸暂停、陈-施呼吸、睡眠低通气综合征及与呼吸努力相关的觉醒障碍,如上气道阻力综合征等一系列临床综合征。

4.感觉障碍

80％～90％的帕金森病患者出现嗅觉减退,常会有肢体麻木、疼痛等。

三、辅助检查

(一)血常规检查与脑脊液检查

血常规检查与脑脊液检查一般无异常。

（二）生化检查

高效液相色谱法检查脑脊液和尿中多巴胺代谢产物高香草酸含量降低。

（三）影像学检查

CT检查和MRI无特异性改变，采用正电子发射体层成像、单光子发射计算机断层成像进行特定的放射性核素检查，可显示基底核多巴胺转运体功能降低、多巴胺合成减少和多巴胺受体功能异常，有助于早期诊断、鉴别诊断以及对病情进展进行监测，但目前尚非临床诊断所必需。

（四）基因检测

在少数家族性帕金森病患者中可发现基因突变。

四、治疗

（一）药物治疗

1.帕金森病的用药原则

疾病的运动症状和非运动症状都会影响患者的工作和日常生活能力，因此用药的原则以达到有效改善症状、避免或降低不良反应、提高工作能力和生活质量为目标。提倡早期诊断、早期治疗，不仅可以更好地改善症状，而且可能达到延缓疾病进展的效果。应坚持"剂量滴定"以避免产生药物急性不良反应，力求实现"尽可能以小剂量达到满意临床效果"的用药原则，可避免或降低运动并发症尤其是异动症的发生率。

我国帕金森病患者的异动症发生率明显低于国外的帕金森病患者，治疗应遵循循证医学证据，也应强调个体化特点，不同患者的用药选择需要综合考虑患者的疾病特点（是以震颤为主，还是以强直少动为主）和疾病严重度、发病年龄、就业状况、有无认知障碍、有无共病、药物可能的不良反应、患者的意愿、经济承受能力等因素，尽可能避免、推迟或减少药物的不良反应和运动并发症。抗帕金森病药物治疗时不能突然停药，特别是使用左旋多巴及大剂量多巴胺受体激动剂时，以免发生撤药恶性综合征。

2.早期帕金森病的药物治疗

目前临床上有多种可以有效改善帕金森病的药物，每一类药物都有各自的优势和劣势，在临床选择药物时应充分考虑到以患者为中心，根据患者的个人情况，如年龄、症状表现、疾病严重程度、共患病、工作和生活环境等进行药物选择和调整。

（1）复方左旋多巴：治疗帕金森病的标准疗法，是帕金森病药物治疗中最有效的对症治疗药物。而在大多数患者中，随着疾病进展和左旋多巴长期使用会产生运动并发症，包括症状波动和异动症。早期应用小剂量左旋多巴（400 mg/d以内）并不增加异动症的产生，与左旋多巴的治疗时间相比，高剂量的左旋多巴和长病程对异动症的发生风险影响更大。

因此，早期并不建议刻意推迟使用左旋多巴，特别对于晚发型帕金森病患者或者运动功能改善需求高的较年轻患者，复方左旋多巴可以作为首选，但应维持满足症状控制前提下尽可能低的有效剂量。复方左旋多巴常释剂具有起效快之特点，而缓释片具有维持时间相对长，但起效慢、生物利用度低，在使用时，尤其是 2 种不同剂型转换时需加以注意。

（2）多巴胺受体激动剂：包括麦角类多巴胺受体激动剂和非麦角类多巴胺受体激动剂 2 种类型，其中麦角类由于可能引起瓣膜病变的严重不良反应，临床不主张使用，而主要推崇采用非麦角类，并作为早发型患者病程初期的首选药物，包括普拉克索、罗匹尼罗、吡贝地尔、罗替高汀和阿扑吗啡。

多巴胺受体激动剂大多有嗜睡和精神不良反应发生的风险，需从小剂量滴定逐渐递增剂量。在疾病早期左旋多巴和多巴胺受体激动剂均小剂量联合使用，充分利用 2 种药物的协同效应和延迟剂量依赖性不良反应，现临床上很常用，早期添加多巴胺受体激动剂可能推迟异动症的发生。上述 5 种非麦角类药物之间的剂量转换为普拉克索∶罗匹尼罗∶罗替高汀∶吡贝地尔∶阿扑吗啡＝1∶5∶3.3∶100∶10，因个体差异仅作参考。

（3）单胺氧化酶 B 型抑制剂：包括第一代单胺氧化酶 B 型抑制剂司来吉兰常释片、口崩片、第二代单胺氧化酶 B 型抑制剂雷沙吉兰、双通道阻滞剂沙芬酰胺，以及唑尼沙胺。对于帕金森病患者的运动症状有改善作用，同时在目前所有抗帕金森病药物中可能相对有疾病修饰作用的证据，主要用于治疗早期帕金森病患者，特别是早发型或者初治的帕金森病患者，也可用于进展期的帕金森病患者的添加治疗。在改善运动并发症方面，雷沙吉兰相对于司来吉兰证据更充分。使用司来吉兰时勿在傍晚或晚上应用，以免引起失眠。

（4）儿茶酚-O-甲基转移酶抑制剂：主要有恩他卡朋、托卡朋和奥匹卡朋以及与复方左旋多巴组合的恩他卡朋双多巴片（为恩他卡朋/左旋多巴/卡比多巴复合制剂，按左旋多巴剂量不同分成 4 种剂型）。在疾病早期首选恩他卡朋双多巴片治疗可以改善症状，在疾病中晚期添加儿茶酚-O-甲基转移酶抑制剂治疗可以进一步改善症状。恩他卡朋须与复方左旋多巴同服，单用无效，托卡朋每日首剂与复方左旋多巴同服,此后可以单用,一般每间隔 6 小时服用,但需严密监测肝功能。

(5)抗胆碱能药:主要适用于有震颤的患者,不适合无震颤的患者使用。对 60 岁以下的患者,需告知长期应用可能会导致认知功能下降,所以要定期筛查认知功能,一旦发现认知功能下降则应停用;对 60 岁以上的患者尽可能不用或少用;若必须应用则应控制剂量。

(6)金刚烷胺:有常释片和缓释片 2 种剂型,对少动、强直、震颤均有改善作用,对改善异动症有效。

3.中、晚期帕金森病的药物治疗

疾病进入中、晚期,患者的运动症状进一步加重,行动迟缓更加严重,日常生活能力明显降低,出现姿势平衡障碍、冻结步态,容易跌倒。力求改善上述症状则需增加在用药物的剂量或添加尚未使用的不同作用机制的抗帕金森病药物,可以根据临床症状(震颤还是强直少动为突出),以及对在用多种药物中哪一药物剂量相对偏低或治疗反应相对更敏感的药物而增加剂量或添加药物。冻结步态是帕金森病患者摔跤的最常见原因,易在变换体位如起身、开步和转身时发生,目前尚缺乏有效的治疗措施,调整药物剂量或添加药物偶尔奏效,部分患者对增加复方左旋多巴剂量或添加单胺氧化酶 B 型抑制剂和金刚烷胺可能奏效。

4.非运动症状的治疗

帕金森病的非运动症状涉及许多类型,主要包括睡眠障碍、感觉障碍、自主神经功能障碍和精神及认知障碍。非运动症状在整个帕金森病的各个阶段都可能出现,某些非运动症状,如嗅觉减退、快速眼球运动期睡眠行为异常、便秘和抑郁可以比运动症状出现得更早。非运动症状也可以随着运动波动而波动,严重影响患者的生活质量,因此在管理帕金森病患者的运动症状的同时也需要管理患者的非运动症状。

(1)睡眠障碍的治疗:60%～90%的患者伴有睡眠障碍,睡眠障碍是最常见的非运动症状,也是常见的帕金森病夜间症状之一。睡眠障碍主要包括失眠、快速眼球运动期睡眠行为异常、白天过度嗜睡和不宁腿综合征;其中约 50%的患者伴有快速眼球运动期睡眠行为异常,伴快速眼球运动期睡眠行为异常患者的处理首先是防护,发作频繁可在睡前给予氯硝西泮或褪黑素,氯硝西泮有增加跌倒的风险,一般不作为首选。

失眠和睡眠片段化是最常见的睡眠障碍,首先要排除可能影响夜间睡眠的抗帕金森病药物,如司来吉兰和金刚烷胺都可能导致失眠,尤其在傍晚服用者,首先需纠正服药时间,司来吉兰需在早、中午服用,金刚烷胺需在下午 4 时前服用,若无改善,则需减量甚至停药。若与药物无关则多数与帕金森病夜间运动症状有关,也可能是原发性疾病所致。若与患者的夜间运动症状有关,主要是多巴胺能药物的夜间血药浓度过低,因此加用多巴胺受体激动剂、复方左旋多巴缓释片、儿茶酚-O-甲基转移酶抑制剂能够改善患者的睡眠质量。若是白天过度嗜睡,要考虑是否存在夜间的睡眠障碍,快速眼球运动期睡眠行为异常、失眠患者常常合并白天过度嗜睡,也与抗帕金森病药物多巴胺受体激动剂或左旋多巴应用有关。

如果患者在每次服药后出现嗜睡,提示药物过量,适当减小剂量有助于改善白天过度嗜睡。如果不能改善,可以换用另一种多巴胺受体激动剂或者可用左旋多巴缓释片替代常释剂,可能得到改善。也可尝试使用司来吉兰,对顽固性白天过度嗜睡患者可以使用精神兴奋剂莫达菲尼。帕金森病患者也常伴有不宁腿综合征,治疗优先推荐多巴胺受体激动剂,在入睡前 2 小时内选用多巴胺受体激动剂如普拉克索、罗匹尼罗和罗替高汀治疗十分有效,或用复方左旋多巴也可奏效。

(2)感觉障碍的治疗:最常见的感觉障碍主要包括嗅觉减退、疼痛或麻木。90%以上的患者存在嗅觉减退,且多发生在运动症状之前多年。40%～85%的帕金森病患者伴随疼痛,疼痛的临床表现和潜在病因各不相同,其中肌肉骨骼疼痛被认为是最常见的,疼痛可以是疾病本身引起,也可以是伴随骨关节病变所致。

疼痛治疗的第一步是优化多巴胺能药物,特别是症状波动性的疼痛。如果抗帕金森病药物治疗"开"期疼痛或麻木减轻或消失,"关"期复现,则提示由帕金森病所致,可以调整多巴胺能药物治疗以延长"开"期,约 30%的患者经多巴胺能药物治疗后可缓解疼痛。反之则由其他共病或原因引起,可以予以相应的治疗,如非阿片类、阿片类镇痛剂、抗惊厥药和抗抑郁药。通常采用非阿片类和阿片类镇痛剂治疗肌肉骨骼疼痛,抗惊厥药和抗抑郁药治疗神经痛。

(3)自主神经功能障碍的治疗:最常见的自主神经功能障碍包括便秘、泌尿障碍和位置性低血压等。对于便秘,摄入足够的液体、水果、蔬菜、纤维素或其他温和的导泻药,如乳果糖、龙荟丸、大黄片等能改善便秘;也可加用胃蠕动药,如多潘立酮、莫沙必利等;以及增加运动。需要停用抗胆碱能药。对泌尿障碍中的尿频、尿急和急迫性尿失禁的治疗,可采用外周抗胆碱能药,而对逼尿肌无反射者则给予胆碱能制剂(但需慎用,因会加重帕金森病的运动症状);若出现尿潴留,应采取间歇性清洁导尿,若由前列腺增生肥大引起,严重者必要时可行手术治疗。位置性低血压患者应增加盐和水的摄入量;睡眠时抬高头位,不要平卧;可穿弹力裤;不要快速地从卧位或坐位起立;首选 α-肾上腺素能激动剂米多君治疗,且最有效;也可使用屈昔多巴和选择性外周多巴胺受体阻滞剂多潘立酮。

(4)精神及认知障碍的治疗:最常见的精神及认知障碍包括抑郁和(或)焦虑、幻觉和妄想、冲动强迫行为和认知减退及痴呆。首先需要甄别是由抗帕金森病药物诱发,还是由疾病本身导致。若是前者因素则需根据最易诱发的概率而依次逐减或停用以下抗帕金森病药物:抗胆碱能药、金刚烷胺、单胺氧化酶B型抑制剂、多巴胺受体激动剂;若仍有必要,最后减少复方左旋多巴剂量,但要警惕可能带来加重帕金森病运动症状的后果。如果药物调整效果不理想,则提示可能是后者因素,就要考虑对症用药。

1)抑郁、焦虑和淡漠:约35%的患者伴随抑郁,31%的患者伴随焦虑,其中抑郁伴焦虑的类型居多。抑郁可以表现为“关”期抑郁,也可与运动症状无明确相关性,治疗策略包括心理咨询、药物干预和重复经颅磁刺激。当抑郁影响生活质量和日常生活时,可加用多巴胺受体激动剂、抗抑郁药物(五羟色胺再摄取抑制剂、五羟色胺去甲肾上腺素再摄取抑制剂或三环类抗抑郁药)。但需要注意三环类抗抑郁药物存在胆碱能不良反应和心律失常的不良反应,不建议用于认知受损的老年患者;其他五羟色胺再摄取抑制剂和五羟色胺去甲肾上腺素再摄取抑制剂类药物和三环类抗抑郁药物临床疗效结果不一。五羟色胺再摄取抑制剂在某些患者中偶尔会加重运动症状;西酞普兰日剂量 20 mg 以上可能在老年人中引起长 QT 间歇,需谨慎使用。帕金森病伴焦虑常见的治疗方式包括抗抑郁药物、心理治疗等;对于帕金森病伴淡漠的治疗,多巴胺受体激动剂类药物可能有用。

2)幻觉和妄想:帕金森病患者的精神症状,如幻觉和妄想等发生率为13%～60%,其中视幻觉是最常见症状。首先要排除可能诱发精神症状的抗帕金森病药物,尤其是抗胆碱能药、金刚烷胺和多巴胺受体激动剂。若排除了药物诱发因素后,可能是疾病本身导致,则可给予对症治疗,选用氯氮平或喹硫平,前者的作用稍强于后者,但是氯氮平会有 1%～2%的概率导致粒细胞缺乏症,故需监测血细胞计数,因此临床常用喹硫平。

3)冲动强迫行为:困扰帕金森病患者的精神性非运动症状之一,主要包括冲动控制障碍、多巴胺失调综合征和刻板行为,后 2 种也称为冲动控制障碍的相关疾病。3 种类型在帕金森病中的发生率分别为 13.7%、0.6%～7.7%和 0.34%～

14％。亚洲人群较西方人群低,可能与使用抗帕金森病药物剂量偏低有关。冲动控制障碍包括病理性赌博、强迫性购物、性欲亢进、强迫性进食等;多巴胺失调综合征是一种与多巴胺能药物滥用或成瘾有关的神经精神障碍,患者出现严重的但可耐受的异动症、"关"期的焦虑以及与多巴胺药物成瘾性相关的周期性情绪改变;刻板行为是一种重复、无目的、无意义的类似于强迫症的刻板运动行为,如漫无目的地开车或走路、反复打扫卫生或清理东西等,并且这种刻板行为通常与先前所从事的职业或爱好有关。

冲动强迫行为发病机制尚不明确,认为冲动控制障碍可能与多巴胺能神经元缺失和多巴胺能药物的使用有关,尤其是多巴胺受体激动剂,多巴胺能药物异常激活突触后 D3 受体,引起异常兴奋;多巴胺失调综合征可能与左旋多巴或者短效的多巴胺受体激动剂(如阿扑吗啡)滥用有关;刻板行为通常与长期过量服用左旋多巴或多巴胺受体激动剂有关,且常伴随严重异动症,同时与睡眠障碍、冲动控制障碍以及多巴胺失调综合征有关。

对冲动控制障碍的治疗可减少多巴胺受体激动剂的用量或停用,若多巴胺受体激动剂必须使用,则可尝试换用缓释剂型;托吡酯、唑尼沙胺、抗精神病药物(喹硫平、氯氮平),以及金刚烷胺治疗可能有效;阿片类拮抗剂(纳曲酮和纳美芬)治疗可能有用。同时,认知行为疗法也可以尝试。对多巴胺失调综合征的治疗可减少或停用多巴胺能药物,可以改善症状,短期小剂量氯氮平和喹硫平可能对某些患者有帮助,持续的左旋多巴灌注和丘脑底核-脑深部电刺激可以改善某些患者的症状。严重的异动症和"关"期情绪问题可以通过皮下注射阿扑吗啡得到改善。对刻板行为的治疗,减少或停用多巴胺能药物也许有效,但需要平衡刻板行为的控制和运动症状的恶化;氯氮平和喹硫平、金刚烷胺以及重复经颅磁刺激可能改善症状。以上 3 种冲动强迫行为的治疗尚缺乏有效的循证干预手段,临床处理比较棘手,因此重在预防。

4)认知障碍和痴呆:25％～30％的帕金森病患者伴有痴呆或认知障碍。临床上首先需排除可能影响认知的抗帕金森病药物,如抗胆碱能药物,若排除了药物诱发因素后可应用胆碱酯酶抑制剂。除此之外,对于帕金森病伴轻度认知障碍的患者也缺乏有效的药物证据,可以应用胆碱酯酶抑制剂治疗。

(二)手术治疗

帕金森病早期对药物治疗效果显著,但随着疾病的进展,药物疗效明显减退或并发严重的症状波动或异动症,这时可以考虑手术治疗。手术方法主要有神经核毁损术和脑深部电刺激,脑深部电刺激因其相对无创、安全和可调控性而成为主要的选择。手术靶点主要包括苍白球内侧部和丘脑底核,这 2 个靶点对震颤、强直、运动迟缓和异动症均有显著疗效,但丘脑底核-脑深部电刺激在显著减少抗帕金森病药物剂量上更具优势。术前对左旋多巴敏感可作为丘脑底核-脑深部电刺激治疗估计预后的指标,年龄和病程可作为丘脑底核-脑深部电刺激估计预后的指标,病程短的年轻患者可能较年长且病程长的患者术后改善更为显著。

手术虽然可以明显改善运动症状,但并不能根治疾病;术后仍需应用药物治疗,但可减少剂量,同时需对患者进行优化程控,适时调整刺激参数。手术须严格掌握适应证,非原发性帕金森病的帕金森叠加综合征患者对手术无效,是手术的禁忌证。手术对肢体震颤和(或)肌强直有较好疗效,但对中轴症状如严重的语言吞咽障碍、步态平衡障碍疗效不显著或无效。另外,对一些非运动症状如认知障碍亦无明确疗效,甚至有可能恶化。

第七章 癫　痫

一、概述

癫痫是一组由不同病因引起的慢性脑部疾病,以大脑神经元过度放电所致的短暂中枢神经系统功能失常为特征,具有反复发作的倾向。根据大脑受累的部位和异常放电扩散的范围不同,患者的发作可表现为不同程度的运动、感觉、意识、行为、自主神经障碍,或兼而有之。每次发作称为痫性发作。具有特殊病因,由特定的症状和体征组成的癫痫现象称为癫痫综合征。

(一)发病机制

引起癫痫的病因非常复杂,既有遗传因素,又有后天因素。与遗传密切相关的癫痫,称为原发性或特发性癫痫;由脑损害或全身性疾病影响脑代谢失常引发的癫痫,则称为继发性或症状性癫痫。不同年龄阶段脑损害的原因不尽一致,婴儿期主要为围产期损伤、缺氧性脑病、颅内出血、大脑发育异常;儿童和青少年期则主要为病毒性脑炎、脑外伤、中毒性脑病;成年期发病者多为脑肿瘤、颅内动静脉畸形、代谢异常或内分泌失调;老年人则主要为脑血管病和脑肿瘤。

癫痫的发病机制尚未完全阐明,电生理研究表明,所有各种痫性发作均因脑部神经元过度放电引发。而异常放电系离子异常跨膜运动所致,后者的发生则与离子通道的结构和功能异常有关。起始神经元的异常放电通过神经元间连接通道多方向扩布。研究表明,癫痫患者神经元突触有明显的功能异常,这种病态突触通过突触囊泡的快速循环再生使正常情况下每秒仅能传播数次或数十次神经冲动的突触传递功能增加到每秒数十次到数百次,使痫样放电得以迅速扩布。

异常电流的传播被局限在某一脑区,临床上就表现为局灶性发作;痫性放电波及双侧脑部则出现全面性癫痫;异常放电在边缘系统扩散,可引起复杂部分性发作;放电传到丘脑神经元被抑制,则出现失神发作。

研究表明,癫痫发病是因为中枢神经系统兴奋与抑制不平衡所致,主要与离子通道、突触传递及神经胶质细胞的改变有关。上述各种因素造成了神经元内在性质、突触传递以及神经元生存环境的改变,从而产生神经元异常放电。迄今人们还发现了与兴奋性和(或)抑制性平衡无直接关系的机制,如 Cystatin B 和 Cathepsin B 蛋白溶解系统缺陷。

(二)分类

癫痫的分类应根据采集临床资料的完整程度尽可能对发作类型、癫痫类型和癫痫综合征 3 级水平及其对应的具体病因和共患病进行诊断。

1.发作类型

明确癫痫发作诊断并排除非癫痫发作事件后,癫痫分类框架的第一级诊断就是发作类型分类。首先,将发作类型分为局灶性、全面性和未知起始发作。其次,在局灶起始分类中,根据知觉受损与否分为局灶知觉清醒或损害性发作;若不能判断当时的知觉或意识状态,可直接诊断局灶运动或非运动性发作;若临床资料完整,可诊断为局灶知觉强直或自主神经性发作;若局灶运动或感觉扩展至双侧运动发作,称为局灶至双侧运动发作,如局灶感觉性发作伴右上肢阵挛活动。全面性发作一般伴有知觉损害,故仅分为运动与非运动 2 类,如全面性强直-阵挛发作与失神发作。未知起始发作因资料信息不充分或暂时归类分为运动(痫性痉挛)、非运动(活动中止)和未能分类。

(1)局灶性发作还可根据发作起始阶段有无运动体征,结合是否伴知觉保存或损害特征进一步分类。例如,局灶知觉损害性自动症发作。发作类型应根据最早期优势运动或非运动起始症状来决定,任何局灶性发作伴显著知觉损害可确定为局灶性知觉损害发作。以发作起始的分类基于解剖基础,而据知觉水平的分类需要以观察行为变化为基础。

局灶知觉清醒发作指癫痫发作过程中即使无动作表现,患者也知晓其自身和环境情况。发作过程中任何时候伴知觉损害称为局灶性知觉损害发作。局灶性知觉清醒或损害发作可进一步分为运动与非运动起始发作,反映发作中完整的体征和症状;如果患者的知觉状态不确定,也可直接根据运动与非运动起始进行分类,如运动过度发作。发作分类应取决于最早期的突出表现,除非局灶性活动中止发作是整个发作活动停止过程中的突出表现,才能诊断局灶性非运动发作。失张力发作与痫性痉挛的知觉情况通常不容易判断。认知性发作指语言损害(发作性失语)或其他认知范围异常或阳性症状,如陌生感、似曾相识,幻觉、错觉或感觉扭曲。情绪性发作包括焦虑、恐惧、欣快及其他情绪变化或出现没有主观情感的假象。不典型失神发作表现为缓慢起始和中止的凝视或愣神,伴显著变化的不典型慢波及广泛性棘-慢波脑电图。知觉水平通常不容易具体确定,当信息不充分或不能确定其他分类时,这类发作可命名为未能分类。

(2)全面性发作分为运动与非运动(失神)发作。进一步分类包括肌阵挛-失张力发作、少年肌阵挛癫痫中的肌阵挛-强直-阵挛发作、肌阵挛-失神癫痫和失神发作伴眼睑肌阵挛,这些全面性发作表现可以不对称。

2.癫痫类型

癫痫分类的第2层面就是癫痫类型,包括全面性癫痫、局灶性癫痫、全面性合并局灶性癫痫,以及未知病因型癫痫。

许多癫痫患者都可表现出多种发作类型,如全面性癫痫患者可表现出失神、肌阵挛、失张力、强直及强直-阵挛性发作,其发作间期脑电图检查显示广泛性棘-慢波放电。但对于全面性强直-阵挛发作而脑电图正常的患者应该十分谨慎。这于这种情况,应该进一步寻找其他依据,如肌阵挛发作或相关家族史。

局灶性癫痫包括单一局灶、多灶性或一侧半球受累的发作性疾病。发作类型范围包括局灶知觉性发作、局灶知觉损害性发作、局灶运动性发作、局灶非运动性发作和局灶扩布至双侧强直-阵挛性发作。若发作间期脑电图检查显示典型局灶性放电,诊断局灶性癫痫应依据发作表现和发作期脑电图检查异常发现及演变。

局灶合并全面性癫痫是因某些患者具有全面性和局灶性2种发作形式而确立的一种新癫痫类型,其诊断取决于临床基本症状(局灶性和全面性发作或两者演变)及相关脑电图检查发现。因此,发作期脑电图检查描记有积极帮助,但不是基本条件。发作间期脑电图检查可能同时显示广泛性与局灶性棘波放电,但痫性活动并非诊断所必需,这2种发作类型常见于Dravet综合征和Lennox-Gastaut综合征。如果不能确定癫痫综合征的诊断,癫痫类型就是最终诊断。

3.癫痫综合征

癫痫综合征诊断是癫痫分类的第3层面。癫痫综合征指一组包括发作类型、脑电图检查和影像学检查特征倾向出现在同一个体的疾病,通常具有年龄依赖性特征,如起病和病情缓解的年龄、发作诱因、昼夜变化及预后,并且独有的共患病,如认知、精神行为异常,以及相应脑电图和影像学特别发现,还有相关病因、预后和治疗内容。

二、临床表现与病变定位

(一)部分性发作

该类发作起始时的临床表现和脑电图改变提示发作源于大脑皮质的局灶性放电。根据有无意识改变及是否继发全身性发作又分以下3类。

1.单纯部分性发作

单纯部分性发作可起病于任何年龄,发作时患者的意识始终存在,异常放电局限于皮质内,发作时的临床表现取决于异常放电的部位,可分为运动性、感觉性、精神性或自主神经性。不同感觉中枢的痫性病灶可诱发相应的临床表现,如针刺感、麻木感、视幻觉、听幻觉、嗅幻觉、眩晕、异常味觉等。

(1)边缘皮质和额叶病灶常可诱发各种发作性精神症状,表现为记忆障碍、识别障碍、情感障碍、错觉、结构性幻觉。

(2)自主神经症状包括上腹部不适感、呕吐、面色苍白、潮红、竖毛、瞳孔散大或尿失禁。

2.复杂部分性发作

虽复杂部分性发作可起病于任何年龄,但以儿童和青壮年始发者为多,也称为精神运动性发作。发作时均有意识改变,患者突然凝视不动,与周围环境失去接触或保持部分接触,少数患者仅有上述意识障碍。多数患者尚出现自动症,如反复咀嚼、吞咽、吸吮、抚弄衣服、拍打自身或桌子;也可能表现为笨拙地继续原来正在进行的活动,如驾车、言语、走动、洗涤等。有的患者可保持部分反应能力,发作时仍可回答简单问题,每次发作持续时间一般不超过2分钟,发作后常有疲惫、头昏、嗜睡,甚至定向力不全。发作大多起源于颞叶内侧面的海马、海马旁回、杏仁核等结构,少数始于额叶。

3.部分性继发全面性发作

部分性继发全面性发作可由单纯部分性发作或复杂部分性发作进展而来,也可能一起病即表现为全身性强直-阵挛发作,此时易误诊为原发性全身性强直-阵挛发作。但仔细观察患者可能会发现一些提示脑部局灶性损害的依据,如患者的头转向一侧或双眼向一侧凝视、一侧肢体抽搐更剧烈,脑电图检查痫性放电双侧不对称。

(二)全面性发作

临床表现与脑电图检查都提示大脑半球两侧同时受累,意识常受损并可能为首发症状。

1.全身性强直-阵挛发作

全身性强直-阵挛发作为最常见的发作类型之一,以意识丧失和全身对称性抽搐为特征。发作时,患者突然倒地,双眼球上窜,意识不清,全身肌肉强直性收缩。如影响呼吸肌可发出尖叫或喘鸣声,持续往往不到半分钟即转入阵挛性收缩,频率由快变慢,最后一次强烈阵挛后,抽搐突然终止,所有肌肉松弛。发作过程中患者可出现面色青紫、瞳孔散大、对光反应消失、舌被咬伤、口鼻喷出泡沫或血沫、血压增高、汗液、唾液分泌增多,整个发作历时 5～10 分钟。清醒后常感到头昏、头痛和疲乏无力,部分患者发作后进入深睡状态。

2.强直性发作

患者表现为四肢肌肉的强直性收缩,可导致肢体固定于某种紧张的位置。呼吸肌受累时,面色可由苍白变为潮红,继而青紫。

3.阵挛性发作

患者表现为全身性惊厥发作,有时无强直发作,仅有全身性的肌肉阵挛,但较少见。

4.失神发作

失神发作于儿童期发病,典型失神发作表现为突然发生和突然终止的意识丧失,患者中断正在进行的活动,如吃饭、做作业、走路。每次发作持续时间极短,一般只有几秒,除意识丧失外,有的患者偶有肌阵挛和自动症的表现,如舐唇、吞咽、抚弄衣服或无目的地行走。发作后立即清醒,患者无任何不适,继续先前的活动,甚至根本不知道刚才发病了。脑电图检查可见典型的双侧对称的 3 Hz 棘-慢复合波,背景活动正常。每天可能发作数十次,甚至上百次,失神发作的预后良好。

不典型失神发作的起始和终止均较典型失神发作缓慢,常伴肌张力降低,脑电图检查显示为不规则的棘-慢复合波,双侧常不对称,背景活动异常。患儿常合并智能减退,预后较差。

5.肌阵挛性发作

患者表现为快速、短暂、触电样肌肉收缩,可能遍及全身,也可能限于某个肌群,常成簇发生,脑电图检查显示多棘-慢波或棘-慢波。

6.失张力发作

失张力发作于儿童期发病,肌张力突然丧失,可导致头或肢体下垂,严重时患儿跌倒在地,多见于有脑弥漫性损害的儿童。

(三)临床常见发作类型

1.强直-阵挛发作

患者发作前无先兆或部分患者在发作前数小时或数日有某些前驱症状,如头痛,情绪改变,睡眠障碍,眼前闪亮,难以集中精力等。这些前驱症状可能与皮质兴奋性的改变有关,但不属于先兆,也不是发作的组成部分。强直-阵挛发作分期如下。

(1)强直期:发作时患者突然意识丧失,瞳孔散大,全身肌肉持续性强烈收缩,以躯干的轴性强直开始,迅速扩散到四肢,患者常跌倒,头后仰,双眼上翻,牙关紧闭,四肢强直性伸展,或上肢屈曲、下肢伸展。呼吸肌最初的强烈收缩使患者发出特殊的喊叫,继而呼吸运动停止,逐渐出现发绀。

(2)阵挛期:强直期持续数秒至数十秒后转为频率较快的震颤,逐渐演变为阵挛期,全身肌肉有节律地收缩和放松,在阵挛期收缩时患者可咬破舌头。阵挛的频率逐渐变慢,肌肉放松期逐渐延长,最终发作结束。发作时多伴有心率加快、血压升高、出汗、支气管分泌物增多等自主神经表现,发作过程一般持续1～3分钟。

(3)发作后抑制期:发作结束后患者可再次出现短暂的全身肌张力增高,为发作后皮质广泛抑制引起的一过性去皮质强直,也可出现短暂的意识混沌,伴有某些自动症表现。尿失禁多出现在发作结束时,由括约肌松弛所致。随后患者进入深度睡眠状态,呼吸深大,醒后常感头痛及全身肌肉酸痛,对发作过程不能回忆。

2.典型失神发作

失神发作是一种非惊厥性癫痫发作,临床表现为突然的意识障碍,正在进行的自主性活动及语言停止,双眼茫然凝视,表情呆滞,对外界刺激无反应,一般不跌倒或掉物。发作数秒或数十秒突然恢复,继续发作前正在进行的动作,无发作后意识障碍。发作均出现在觉醒状态,未经治疗的典型失神发作多数发作频繁,每天可达数次至数十次甚至上百次。过度换气对诱发失神发作非常敏感有效,如儿童能够完成足够深度的过度换气,一般均能诱发出典型的脑电图及临床发作。

3.不典型失神发作

不典型失神发作的起始与终止相对缓慢,尤其是发作终止时有较长时间(数秒至数十秒,甚至2分钟)的蒙眬期,因而发作后常不能继续发作前的动作。临床观察以凝视为主要表现,伴有不同程度的意识减低,动作减少或停止。如发作时间较长,可伴有轻微的强直、不规则的眼睑或面肌阵挛,或伴有失张力成分,表现为缓慢低头或流涎。不典型失神在清醒及思睡时均可出现,但入睡后少见。

4.强直发作

强直发作以肌肉持续而强力的收缩为特征,使躯干或肢体维持固定于某种姿势,发作可持续 5～20 秒。颈面部的肌肉强直性收缩常引起颈部屈曲或后仰,眼睑上提,眼球上视;呼吸肌受累时导致呼吸暂停引起发绀;部分强直性发作可有轻度不对称,导致头和双眼向一侧偏转,严重时整个身体随之扭转。

5.癫痫样痉挛发作

癫痫样痉挛发作表现为短暂的点头伴四肢屈曲样收缩,或四肢伸直和头向后仰,或上肢屈曲而下肢伸展或相反,每次痉挛可有短暂凝视。痉挛发作的另一特点是发作常成串出现,每串痉挛的强度逐渐增加,达到高峰后又逐渐减弱。典型表现常呈"折刀样""鞠躬样""抱球样",常在入睡后或睡醒后不久出现。

6.肌阵挛失神发作

肌阵挛失神发作多见于小儿,表现为双侧肩部/上下肢的节律性肌阵挛抽动,并随着发作的持续出现意识障碍。其肌阵挛成分较失神发作成分更明显。

7.肌阵挛-失张力发作

肌阵挛与失张力两者的临床表现相似,均表现为短暂的肌张力的丧失。短暂失张力发作也称作跌倒发作,表现为全身肌张力的突然减低或丧失,导致头下垂或突然跌倒,跌倒的姿势多为低头、弯腰、屈膝、臀部着地瘫倒在地,而后迅速起来,持续不足 1 秒钟,意识丧失常不明显。发作期脑电图检查多为广泛性高波幅棘慢复合波暴发。长时间的失张力发作又称运动不能发作,患者意识丧失,全身松软,凝视或闭目,无发声亦无运动性症状。发作期脑电图检查与前者相似仅为时间延长。负性肌阵挛临床表现及脑电图检查与短暂性失张力发作类似,只是持续时间较短(20～400 毫秒)。

8.局灶性起源强直发作

局灶性起源强直发作是由于局部的强直性收缩导致的各种姿势异常,常表现为发作时一侧颈部和眼肌的强直性收缩,导致头颈和眼向一侧强迫性偏转,可伴该侧上肢外展、上举并外旋,肘部轻度屈曲,患者如同注视上举的手臂,双下肢不对称屈曲或外展。

9.自动症

自动症又称为颞叶内侧自动症,发作起源于颞叶内侧或以颞叶以外起源的发作扩散到颞叶内侧均可表现为典型自动症。表现为愣神伴随口部进食性自动症,手无目的地刻板重复动作及反应性自动症等。

10.过度运动发作

过度运动发作又称躯体运动性自动症,发作多起源于额叶内侧的辅助运动区,或起源于扣带回等额叶结构。表现为躯体及四肢大幅度不规则的混乱运动,在上肢可表现为划船样或投掷样舞动,下肢可为蹬车样交替划圈或乱踢乱伸。躯干可表现为髋部前冲运动或扭来扭去等,发作时常伴有发声。多在睡眠中发作,持续时间短暂,多为数秒或数十秒,很少超过1分钟,但常有频繁成簇的发作。

12.自主神经性发作

自主神经性发作又称自主神经性癫痫,指发作开始时出现的各种形式的发作性自主神经功能异常,可以为癫痫发作事件的唯一表现形式,多数发作会伴有行为改变、眼向一侧偏斜及其他一系列癫痫发作症状。常见自主神经症状有恶心、呕吐、面色苍白或潮红或发绀、瞳孔扩大或缩小、二便失禁、流涎、体温调节变化、心律不齐等。

三、辅助检查

(一)脑电图检查

脑电图检查是癫痫诊断最重要的辅助检查方法。很多癫痫患者在发作间期脑电图检查可见尖波、棘波、尖-慢复合波或棘-慢复合波等癫痫样放电,对癫痫的诊断具有特异性。

癫痫样放电的形态及部位也是对癫痫进一步分类的依据,如出现局限性癫痫样放电常提示部分性癫痫,全面性放电则提示全面性癫痫。重复脑电图检查或延长记录时间,以及应用过度换气、闪光刺激、剥夺睡眠等激活方法可提高癫痫样放电的记录机会。一些患者可出现脑电背景活动变慢,或局限性慢波等异常,对癫痫的诊断及定性也有一定的帮助。视频脑电图检查能同步监测和记录患者发作情况及相应的脑电改变,如果记录到发作,对诊断及分类有很大的帮助。全面性发作中不同的类型其发作期脑电图检查变化有一定特异性,如强直性发作多表现为连续多棘波;肌阵挛发作多表现为多棘-慢复合波;失神发作表现为3Hz棘-慢复合波。部分性发作期脑电图检查变化较多,特异性不强,但其起源的部位对定位有较大的意义。

(二)MRI检查

MRI检查已经成为评价癫痫患者,尤其是部分性发作的癫痫患者,最为重要的影像学检查技术。高清分辨率MRI检查能够对近80%的行颞叶切除术患者和近60%的行额叶切除术患者进行手术定位。MRI检查在诊断颞叶海马硬化方面具有重要作用,典型表现为与癫痫灶同一侧的中央海马不对称变小或萎缩,受累海马在T_2WI上为高信号。具有内侧面颞叶海马硬化的难治性癫痫的MRI检出率约为90%,轻度的颞叶海马硬化可能不被MRI检出。约有90%的颞叶癫痫MRI检查发现与脑电图检查改变相吻合,而颞叶外癫痫两者的一致性相对较低。其他能够被MRI检查检出的病变还包括低级肿瘤、血管畸形、局限性损伤、胶质增生、脑皮质发育异常等。这些病变均是颞叶以外癫痫的重要病因,其中局部脑皮质发育异常较难被检出。

(三)磁共振波谱

磁共振波谱是一种评价体内组织和器官生化和代谢特征的非侵袭性与非损伤性检查方法,在颞叶癫痫的临床诊断方面具有越来越重要的地位。尽管许多原子核能够被磁共振波谱检测到,但用于颞叶癫痫的定位诊断主要集中于[1]H磁共振波谱分析。H质子是生物界最普遍存在的原子核,具有最高的绝对敏感性,代谢物信号的相对频率位置又称化学位移,受原子核局部磁场环境的影响。[1]H磁共振波谱主要有3个共振波:①N-乙酰门冬氨酸;②胆碱类物质,如磷酸胆碱、甘油磷酸胆碱和乙酰胆碱;③肌酸和磷酸肌酸。其他一些更为复杂的代谢物波峰如果存在也能被检测到,如乳酸、谷氨酸、γ-氨基丁酸等。N-乙酰门冬氨酸被定位于神经元内,由于总肌酸浓度在大脑不同代谢情况下基本保持不变,所以总肌酸常作为计算比值的标准,如N-乙酰门冬氨酸/肌酐比值,也有用N-乙酰门冬氨酸/(肌酸+胆碱)比值进行比较分析的。[1]H磁共振波谱用于颞叶癫痫定位诊断的标准多种多样,有绝对浓度比较,有信号强度比值的比较,但就目前的MRI设备而论,只能用N-乙酰门冬氨酸/(肌酸+胆碱)比值作为颞叶癫痫定位诊断的标准。颞叶癫痫患者患侧颞叶N-乙酰门冬氨酸降低和(或)肌酸、胆碱水平升高所造成的N-乙酰门冬氨酸/(肌酸+胆碱)比值降低较为敏感。磁共振波谱技术为颞叶癫痫的术前定位诊断提供了新的手段。

(四)功能磁共振成像

功能磁共振成像采用自体血氧水平依赖的方法,了解特殊任务引起的局部脑血流和代谢的改变,从而了解局部的脑功能。功能磁共振成像是完全非创伤性的,而且提供了足够的任务相关信号来实现脑功能的激发研究。MRI检查对癫痫的早期研究是语言功能定位,同时对颞叶癫痫患者术前的记忆功能评价也具有价值。功能磁共振成像对颞叶癫痫的研究具有广阔的前景,其对手术预后的评价作用令人瞩目,对手术适应证的掌握和手术方案的选择也具有参考价值。

(五)正电子发射断层显像及单光子发射计算机断层成像

正电子发射断层显像属于功能显像范畴,采用不同的正电子显像剂进行脑部正电子发射断层显像可反映脑功能方面的信息,包括血流、代谢以及受体等功能。由此,正电子发射断层显像又可分为脑血流灌注显像、脑代谢显像和脑受体显像。目前常用的方法有:①用^{15}O-H_2O正确地测定局部脑血流灌注;②用^{18}F-氟代脱氧葡萄糖测定局部脑葡萄糖代谢率;③用^{11}C-氟马西尼测定苯二氮䓬受体密度;④用^{11}C-地利洛非测定颞叶癫痫中阿片受体的变化等。癫痫患者发作间期^{18}F-氟代脱氧葡萄糖-正电子发射断层显像脑代谢研究最常见的异常是局部皮质下代谢减低而呈氟代脱氧葡萄糖摄取减少,通常低代谢区与发作源的部位一致。

单光子发射计算机断层成像是一种核医学检查,主要也是反映脑功能的变化。单光子发射计算机断层成像的基本原理是将能衰变释放出γ光子的放射性核素标记化合物经静脉注射,吸入或口服入体内,然后用探头从不同方向或角度接受被检查者部位释放出的γ光子,利用计算机特殊软件综合处理,重建核素立体分布的三维图像,测定单位体积的放射性活性,单光子发射计算机断层成像在癫痫中的应用主要包括电线的诊断、癫痫灶的手术定位、治疗后评估等。原发性局灶性癫痫在脑血流灌注单光子发射计算机断层成像中,大多表现为发作间期局部血流灌注减低,发作期相应部位血流灌注异常增加,特别是发作期单光子发射计算机断层成像能够给予较准确的定位。

正电子发射断层显像或单光子发射计算机断层成像功能显像的最有效用途之一就是无创性帮助识别癫痫灶的定位。有一部分癫痫是难治性的,其局限性病灶需行外科手术治疗。手术成功的关键在于癫痫灶的准确定位,在手术前进行正电子发射断层显像或单光子发射计算机断层成像检查,就是为了确定手术的范围。

(六)实验室检查

1.催乳素

癫痫发作,特别在强直阵挛发作后,血清催乳素的水平明显升高,在发作后20～30分钟达到高峰,随后的1小时内逐渐降低至基线水平。另外,垂体病变、药物使用、外伤、中毒等都可能影响催乳素水平,须注意假阳性的可能。

2.神经元特异性烯醇化酶

神经元特异性烯醇化酶特异定位于神经元和神经内分泌细胞,主要参与糖酵解,在神经元坏死或损伤时进入脑脊液和血液。在癫痫发作后神经元特异性烯醇化酶水平明显升高。

四、治疗

(一)物理治疗

1.生物反馈疗法

生物反馈疗法是在行为疗法基础上发展起来的一种治疗手段。自主神经系统的调节能力是先天形成的学习自我管理的能力,如果个体能够坚持学习,这种能力就能够通过经典条件反射得到调节。

脑电生物反馈是在脑电波监测中,观察在特定状态下出现较 α 波频率稍快的感觉运动节律,通过反馈训练,使癫痫患者相应脑区产生感觉运动节律波,使患者安静少动,达到显著控制癫痫发作的目的。脑电生物反馈具有主动干预、非侵入性、无特殊禁忌、无明显不良反应和可重复等特点,可以增加患者对自己心理、生理活动的认知,增加患者自我管理的能力和信心。具体方法为让患者进入光线柔和、安静、舒适,22～26℃室温的生物反馈室中,先休息 5～10 分钟,然后治疗师与患者进行简单的交谈以便了解病情,让患者松开领口、腰带,处于舒适的坐位。安装神经生物反馈仪的电极,首先进行基线测试,根据基线描记的脑电信号感觉运动节律波以及 θ 波功率值确定反馈阈值。然后确定反馈用动画和音乐,只有当感觉运动节律波的功率值高于所设阈值,同时 θ 波的功率值低于所设阈值时,动画画面由静止变成活动画面,同时伴有音乐声响。

其训练目的为强化感觉运动节律波的功率,抑制 θ 波的功率。训练中要求受试者全身放松,注意力集中于动画,想象自己为画面中的一部分,努力用意念驱使画面活动,并告知当自己做正确时动画由静止变为活动,同时出现声音。训练过程中休息时询问受试者的感受,在何种情况下声音和动画比较连续,当声音连续出现时自己处于何种状态。要求受试者不断总结,以尽快进入这种状态,并在接下来的训练中加以巩固。不同癫痫类型治疗次数不同,一般超过 40 次,每周2～3 次,每次治疗时间 20～25 分钟,治疗前后分别检查患者的脉搏和血压。

2.经颅磁刺激治疗

经颅磁刺激治疗是基于电磁转换理论,应用脉冲磁场无创性穿透颅骨作用于大脑皮质,诱发感应电流,影响脑代谢及电生理活动的一项技术,低频重复经颅磁刺激治疗具有明确的抗癫痫作用。低频刺激可降低刺激部位脑组织的兴奋性,反复多次连续刺激可达到控制癫痫发作的目的。低频重复经颅磁刺激可以减少癫痫发作和脑电图检查间期异常放电,对认知功能无明显影响,可应用于致痫灶在功能区的患者。具体方法是采用低频重复经颅磁刺激对难治性部分发作性癫痫患者进行治疗,发现高强度的低频重复经颅磁刺激可以减少发作间期癫痫样放电次数,还可以改善患者心理状态,随访2个月,效果持续存在。

(二)药物治疗

1.全面性发作常用的抗癫痫药物

1)丙戊酸钠。

(1)药效学:能增加 γ-氨基丁酸的合成和减少 γ-氨基丁酸的降解,从而升高抑制性神经递质 γ-氨基丁酸的浓度,降低神经元的兴奋性而抑制癫痫发作。在电生理实验中,可产生与苯妥英相似的抑制 Na^+ 通道的作用。

(2)药动学:口服后经胃肠吸收迅速而完全,血药浓度达峰时间1～4小时,生物利用度近100%。大部分药物在血液中分布,并存在与细胞外液的快速交换过程,药物也可在脑脊液和大脑中分布。片剂半衰期为7～10小时,缓释片半衰期为15～17小时,儿童通常更短。该药物大部分经肝脏代谢,包括与葡糖醛酸结合和某些氧化过程,主要由肾排出。该药物能透过胎盘屏障,能分泌入乳汁。

(3)适应证:全面性癫痫发作:失神发作、肌阵挛发作、强直-阵挛性发作、失张力发作以及混合型发作。部分性癫痫发作:简单部分性发作、复杂部分性发作及部分继发全面性发作。特殊类型癫痫综合征:婴儿痉挛症、Lennox-Gastaut综合征。

(4)制剂、规格及用法用量:①丙戊酸钠片(0.2 g)、口服溶液(300 mL、12 g)。成人15 mg/(kg·d)或 600～1 200 mg/d,分2～3次服用,开始时按5～10 mg/kg,1周后递增至能控制发作为止。当用量超过250 mg/d时应分次服用,最大量不超过30 mg/(kg·d)或1.8～2.4 g/d。小儿按体重计与成人相同,也可20～30 mg/(kg·d),分2～3次服用,或15 mg/(kg·d),按需每隔1周增加5～10 mg,至有效或不能耐受为止。②丙戊酸钠缓释片(0.5 g):每天剂量分1～2次服用,应整片或按刻痕对半掰开吞服。③丙戊酸钠注射液(0.4 g):15 mg/kg缓慢静脉推注,时间应超过5分钟;然后以1 mg/(kg·h)的速度静脉滴注,使丙戊酸钠血药浓度达到75 μg/mL,并根据临床情况调整静脉滴注速度。

(5)主要不良反应:长期服用对肝功能有损害,每2个月检查肝功能;偶见胰腺炎;具有一定的致畸性,特别是剂量超过1 000 mg/d及与其他抗惊厥药物联合应用是畸形发生的显著危险因素;可见月经周期改变,偶见多囊卵巢;体重增加;可使血小板减少而引起紫癜、出血和出血时间延长,应定期检查血常规;可引起纤维蛋白减少;常见孤立的中度高氨血症而不伴有肝功能检测结果变化。

2)托吡酯。

(1)药效学:托吡酯是由氨基磺酸酯取代单糖的新型抗癫痫药物。在对体外培养的神经细胞元进行电生理和生化研究中发现,托吡酯的抗癫痫作用有3个机制:可阻断神经元持续去极化导致的反复电位发放,此作用与使用托吡酯后的时间密切相关,表明该药可以阻断钠通道;可以增加 γ-氨基丁酸激活 γ-氨基丁酸 A 型受体的频率,加强氯离子内流,表明托吡酯可增强抑制性中枢神经递质的作用;可降低谷氨酸 α-氨基-3-羟基-5-甲基-4-异唑丙酸受体的活性,表明托吡酯可降低兴奋性中枢神经递质的作用。

(2)药动学:口服后吸收迅速、完全,在合用具有药物代谢酶诱导作用的抗癫痫药物的患者中有近50%的托吡酯被代谢,代谢产物几乎无抗惊厥活性。托吡酯及其代谢产物主要经肾脏清除,血浆清除率为 20~30 mL/min,半衰期为21~30 小时。该药的肝药酶诱导作用弱,食物不影响药物吸收,不需要进行定期的血药浓度监测。一般治疗量下,托吡酯的血浆蛋白结合率为 13%~17%。

(3)适应证:适用于初诊为癫痫患者的单药治疗或曾经合并用药,现转为单药治疗的癫痫患者,也可用于成人或 2~16 岁儿童部分性癫痫发作的加用治疗。

(4)用法用量:口服给药,从低剂量开始治疗,然后逐渐增加剂量,调整至有效剂量。进食与否皆可服用该药物。儿科用药时,可以将药品与果汁牛奶同服。①单药治疗:成人从每晚 25 mg 开始,服用1周。随后每隔 1 周或 2 周增加剂量 25~50 mg/d,分 2 次服用。初始目标剂量为 100 mg/d,最高为 500 mg/d。部分性发作难治性癫痫患者可以耐受 1 000 mg/d剂量。2~16 岁儿童患者,从每晚 0.5~1.0 mg/kg 开始,服用 1 周。每隔 1 周或 2 周增加剂量 0.5~1.0 mg/(kg·d)(分 2 次服用)。初始目标剂量为 100~400 mg/d,近期诊断为部分性癫痫发作的儿童患者,剂量曾达到过 500 mg/d。②加用治疗:成人从每晚 25~50 mg 开始,服用 1 周;随后每隔 1 周或 2 周增加剂量 25~50 mg(至 100 mg/d),分 2 次服用。日常剂量为 200~400 mg/d,分 2 次服用,个别患者曾接受 1 600 mg/d。2~16 岁儿童患者,剂量为 5~9 mg/(kg·d),分 2 次服用。剂量调整应从每晚 25 mg 开始,服用 1 周,然后每隔 1 周或 2 周加量 1~3 mg/(kg·d),分 2 次服用。

(5)主要不良反应:常见的不良反应包括嗜睡、头晕、疲乏、易怒、体重下降、智力迟钝、感觉异常、复视、协调障碍、恶心、眼球震颤、困倦、厌食症、发声困难、视物模糊、食欲下降、记忆障碍和腹泻;较严重的不良反应包括无汗症、输尿管结石和尿结石等。

3)拉莫三嗪。

(1)药效学:拉莫三嗪是一种电压性的钠通道阻滞剂。在培养的神经细胞中,反复放电并抑制病理性释放谷氨酸,也可抑制谷氨酸诱发的动作电位的暴发。

(2)药动学:拉莫三嗪在肠道内吸收迅速、完全,没有明显的首过代谢。口服给药后约 2.5 小时达到血浆峰浓度,进食后的达峰时间稍延迟,但吸收的程度不受影响。血浆蛋白结合率约为 55%;从血浆蛋白置换出来引起毒性的可能性极低。拉莫三嗪的清除主要是代谢为葡糖醛酸结合物,然后经尿排泄。清除率和半衰期与剂量无关,平均消除半衰期为 24～35 小时。拉莫三嗪轻度诱导自身代谢取决于剂量,当与酶诱导剂如卡马西平和苯妥英合用时,平均半衰期缩短到 14 小时左右;当单独与丙戊酸钠合用时,平均半衰期增加到近 70 小时。清除率随体重而调整,儿童高于成人,5 岁以下的儿童最高。拉莫三嗪的半衰期在儿童短于成人;当与酶诱导剂如卡马西平和苯妥英合用时,平均值接近 7 个小时;当单独与丙戊酸钠合用时,平均值增加到 45～50 小时。

(3)适应证:癫痫,适用于 12 岁以上患者的单药治疗及 2 岁以上患者的添加疗法。包括简单部分性发作、复杂部分性发作、继发性全面强直-阵挛性发作、原发性全面强直-阵挛性发作等。

(4)用法用量:口服,用少量水整片吞服,不可咀嚼或碾碎。①单药治疗(≥12 岁):起始剂量 25 mg,1 次/天,连服 2 周;随后 50 mg,1 次/天,连服 2 周;此后每 1～2 周增加 50～100 mg,直至达到最佳疗效。通常达到最佳疗效的维持量为 100～200 mg,1 次/天,有些患者需 500 mg,1 次/天,才能达到所期望的疗效。②添加疗法(>12 岁):对于合用丙戊酸钠的患者,无论其是否合用其他抗癫痫药物,拉莫三嗪的起始剂量是 25 mg,隔天 1 次,连服 2 周;随后100 mg,1 次/天,连服 2 周;此后每 1～2 周增加 25～50 mg,直至达到最佳疗效。通常达到最佳疗效的维持量为 100～200 mg,1 次/天。对于合用具有肝药酶诱导作用的其他抗癫痫药物的患者,拉莫三嗪的起始剂量是 50 mg,1 次/天,连服 2 周;随后 50 mg,2 次/天,连服 2 周;此后每 1～2 周增加 100 mg,直至达到最佳疗效。通常达到最佳疗效的维持量是 200～400 mg/d,分 2 次服用。2～12 岁患者:对于合用丙戊酸钠的患者,无论其是否合用其他抗癫痫药物,拉莫三嗪的起始剂量是0.15 mg/kg,1 次/天,连服 2 周;随后 0.3 mg/kg,1 次/天,连服 2 周;此后每 1～2 周增加剂量,最大增加量为 0.3 mg/kg,直至达到最佳疗效。通常达到最佳疗效的维持量是 1～5 mg/(kg·d),1 次或分 2 次服用。对于合用具有肝药酶诱导作用的抗癫痫药物的患者,无论加或不加其他抗癫痫药,拉莫三嗪的起始剂量是 0.6 mg/(kg·d),分 2 次服用,连服 2 周;随后 1.2 mg/(kg·d),分 2 次服用,连服 2 周;此后每 1～2 周增加 1 次剂量,最大增加量为 1.2 mg/(kg·d),直至达到最佳疗效。通常达到最佳疗效的维持剂量是 5～15 mg/(kg·d),分 2 次服用。如果计算出每天剂量为 1～2 mg 时,前 2 周应服用该药物 2 mg,隔天 1 次。如果计算的剂量少于 1 mg,则不要服用该药物。老年患者:该药物应用于老年人的药动学与年轻人无明显差异,因此无须进行剂量调整。

(5)主要不良反应:常见皮疹,一般是轻度和自限性的,罕见史-约综合征,极罕见中毒性表皮坏死松解症。虽然引起的威胁生命的皮疹多出现在初始治疗的 2～8 周,但也有个别患者出现在治疗后 6 个月。因此,不能依据治疗持续时间预测首次出现皮疹的潜在风险。免疫系统异常,极罕见发热、颜面水肿、血液异常以及肝功能异常,罕见弥散性血管内凝血和多器官功能衰竭等过敏综合征。

2.局灶性发作常用的抗癫痫药物

1)卡马西平。

(1)药效学:增加钠通道灭活效应,限制突触后神经元和阻断突触前钠通道,限制突触前后神经元动作电位的发放、阻断兴奋性神经递质的释放,使神经细胞兴奋性降低,抑制异常高频放电的发生和扩散;抑制 T-型钙离子通道;增强中枢的去甲肾上腺素能神经的活性;促进抗利尿激素的分泌或提高效应器对抗利尿激素的敏感性。

(2)药动学:口服吸收缓慢、不规则,个体差异很大。达稳态血药浓度的时间为 8～55 小时,生物利用度为 58%～85%,血浆蛋白结合率约 76%,主要在肝脏代谢,代谢产物 10,11-环氧化卡马西平的药理活性与原型药相似,其在血浆和脑内的浓度可达原型药的 50%。单次给药时半衰期为 25～65 小时,儿童半衰期明显缩短。长期服用该药物可诱发自身代谢,半衰期降为 10～20 小时。该药物能通过胎盘屏障分泌入乳汁。

(3)适应证:适用于复杂部分性癫痫发作、全面强直-阵挛性发作癫痫;对典型或不典型失神发作、肌阵挛或失神张力发作癫痫无效。

(4)用法用量:成人常用量为 300～1 200 mg/d,分2～4 次口服;开始每次 0.1 g,2 次/天,第 2 天后每天增加 0.1 g,直到出现疗效为止,最高剂量每天不超过 1.2 g。小儿常用量为 6 岁以前一般为按体重 10～20 mg/(kg·d),0.25～0.30 g/d,不超过 0.4 g/d。6～12 岁儿童一般为 0.4～0.8 g/d,不超过 1 g/d,分

3～4 次服用。

（5）主要不良反应：用药初期常见视物模糊、复视、眼球震颤。因刺激抗利尿激素分泌引起水的潴留和低钠血症；偶见粒细胞减少、可逆性血小板减少、再生障碍性贫血和骨髓抑制，少见的不良反应有史-约综合征或中毒性表皮坏死松解症、皮疹、荨麻疹、瘙痒、儿童行为障碍，严重腹泻及红斑狼疮样综合征；罕见的不良反应有腺体病、心律失常或房室传导阻滞、骨髓抑制、过敏性肝炎、低钙血症、周围神经炎等；可致甲状腺功能减退。

2）奥卡西平。

（1）药效学：本身无药理活性，在体内转化为活性代谢物发挥药理学作用。其活性代谢物通过阻断电压敏感的钠通道，从而稳定了过度兴奋的神经元细胞膜，抑制神经元的重复放电，减少突触冲动的传播。此外，通过增加钾的传导性和调节高电压来激活钙离子通道，同样起到了抗惊厥的效果。

（2）药动学：口服吸收后可迅速且几乎完全地降解为药理活性代谢物。食物不影响奥卡西平的吸收度和吸收率，因此，该药物可以空腹或与食物一同服用。每天服用 2 次奥卡西平，药理活性代谢物能够在 2～3 天内达到稳态血药浓度。每天服用奥卡西平 300～2 400 mg，其药理活性代谢物血浆浓度和剂量之间呈线性关系。药理活性代谢物通过与葡糖醛酸结合的形式经肾脏排出。奥卡西平血清半衰期为1.3～2.3 小时，但是，药理活性代谢物的平均血清半衰期为(9.3±1.8) 小时。

（3）适应证：适用于治疗原发性全面强直-阵挛性发作癫痫和部分性发作癫痫，伴有或不伴有继发性全面癫痫发作。

（4）用法用量：可以空腹或与食物一起服用，肾功能损害患者，起始剂量应减少为常规剂量的一半。①单药治疗：成人起始剂量为600 mg/d[8～10 mg/(kg·d)]，分 2 次给药，然后每隔 1 周增加每天的剂量，每次增加剂量不超过 600 mg，每天维持剂量为 600～2 400 mg。②5 岁和 5 岁以上的儿童：在单药和联合用药过程中，起始剂量为 8～10 mg/(kg·d)，分 2 次给药。

（5）主要不良反应：在治疗的开始阶段可出现疲劳、头晕、头痛、嗜睡、复视、恶心和呕吐等，也有可能引起低钠血症。

3）苯妥英钠。

（1）药效学：可以增加细胞钠离子外流，减少钠离子内流，而使神经细胞膜稳定，提高兴奋阈，减少病灶高频放电的扩散。对超强电休克、惊厥的强直相有选择性对抗作用，而对阵挛相无效或反而加剧，故苯妥英钠对癫痫全面强直-阵挛性发作有良效,而对失神性发作无效。该药物还可加速维生素 D 的代谢,有抗叶酸作用,对造血系统有抑制作用。

(2)药动学:口服吸收较慢且个体差异大,受食物影响。口服生物利用度约为 79%,血浆蛋白结合率为 88.92%,主要在肝脏代谢,代谢存在遗传多态性。苯妥英钠能通过胎盘,能分泌入乳汁,存在肠肝循环,主要经肾排泄,碱性尿排泄较快。半衰期为 7.42 小时,长期服用苯妥英钠的患者,半衰期可达 15.95 小时,甚至更长。血药浓度非线性急剧增加,有中毒危险,要监测血药浓度。有效血药浓度为 10~20 mg/L。

(3)适应证:适用于治疗全面强直-阵挛性发作癫痫、复杂部分性发作癫痫、单纯部分性发作癫痫和癫痫持续状态。

(4)用法用量:成人常用量为 250~300 mg/d,开始时 100 mg,2 次/天,1~3 周内增加至 250~300 mg/d,分 3 次口服;也可按体重 12~15 mg/(kg·d),分 2~3 次服用;极量 300 mg/次,500 mg/d。小儿常用量为开始 5 mg/(kg·d),分 2~3 次服用,按需调整,以不超过 250 mg/d 为度;维持量为 4~8 mg/(kg·d)或按体表面积 250 mg/(m²·d),分 2~3 次服用。如有条件要进行血药浓度监测。

(5)主要不良反应:常见齿龈增生。长期服用后或血药浓度达 30 μg/mL 可能引起恶心、呕吐甚至胃炎,饭后服用可减轻。神经系统常见眩晕、头痛,严重时可引起眼球震颤、共济失调、语言不清和意识模糊,调整剂量或停药后可消失;长期服用可加速维生素 D 代谢,造成软骨病或骨质异常;孕妇服用偶致畸胎;可抑制抗利尿激素和胰岛素分泌,使血糖水平升高。

3.用于癫痫持续状态的治疗药物

1)苯巴比妥。

(1)药效学:属于长效巴比妥类药物。随着剂量的增加,其中枢抑制作用的程度和范围逐渐加深和扩大,相继出现镇静、催眠,直至麻醉,中毒剂量可引起延髓呼吸中枢和血管运动中枢抑制,甚至麻痹死亡。其机制可能是抑制脑干网状结构上行激活系统的传导功能,从而减弱传入冲动对大脑皮质的影响,有利于皮质抑制过程的扩散。使用睡眠剂量时,能缩短入睡时间,减少觉醒次数,延长睡眠时间。苯巴比妥还具有抗惊厥作用,对全面性发作、部分性发作及癫痫持续状态有效。抗癫痫的作用机制在于本药抑制中枢神经系统单突触和多突触传递,同时增加运动皮质的电刺激阈值,从而提高了癫痫发作的阈值,抑制放电冲动从致痫灶向外扩散。此外,苯巴比妥为肝微粒体酶诱导药,可诱导肝微粒体葡糖醛酸转移酶,促进胆红素与葡糖醛酸结合,使血浆内胆红素浓度降低,可治疗新生儿胆红素脑病。其肝药酶诱导作用,不仅加速自身的代谢,还可加速其他多种药物的代谢。

(2)药动学:口服 0.5～1.0 小时,静脉注射 15 分钟起效,有效血药浓度为 10～40 μg/mL,血药浓度达峰时间通常为 2～18 小时,作用持续时间平均为 10～12 小时。苯巴比妥可分布于各组织与体液中,脑组织内药物浓度最高。骨骼肌内药量最大,并能透过胎盘。血浆蛋白结合率平均为 40%。被吸收的苯巴比妥约 65% 在肝脏代谢,半衰期为成人 50～144 小时,小儿 40～70 小时,肝、肾功能不全时半衰期延长。肾小管有再吸收作用,使作用持续时间延长。

(3)适应证:适用于癫痫全面性发作、局灶性发作及癫痫持续状态。

(4)用法用量:①片剂,口服。成人常用量 90～180 mg/d,可在晚上 1 次顿服,或 30～60 mg,3 次/天;极量每次 250 mg,500 mg/d。②注射液:肌内注射。抗惊厥与癫痫持续状态,成人每次 100～200 mg,必要时可 4～6 小时重复 1 次。③粉针剂:治疗癫痫持续状态,静脉注射 200～300 mg,必要时 6 小时重复 1 次。小儿常用量,镇静应用,每次按体重 2 mg/kg;抗惊厥或催眠每次按体重 3～5 mg/kg 或按体表面积 125 mg/m²。

(5)主要不良反应:常见头晕、嗜睡、乏力、关节肌肉疼痛、恶心和呕吐等;少见药物热、剥脱性皮炎等变态反应。大剂量时可产生眼球震颤、共济失调和严重的呼吸抑制;长期用药可产生耐受性及依赖性,导致蓄积中毒;偶见叶酸缺乏和低钙血症。

2)地西泮。

(1)药效学:属于长效苯二氮䓬类药物,可引起中枢神经系统不同部位的抑制,随着用量的增大,临床表现可自轻度的镇静到催眠甚至昏迷。本药与特异的神经细胞膜受体相互作用后,可以强化并促进脑内主要抑制性神经递质 γ-氨基丁酸的神经传递功能,起突触前和突触后的抑制作用。通过刺激上行性网状激活系统内的 γ-氨基丁酸受体,提高 γ-氨基丁酸在中枢神经系统的抑制作用,增强脑干网状结构受刺激后的皮质抑制和阻断边缘性觉醒反应,发挥镇静催眠、抗焦虑作用。本药可增强突触前抑制,抑制皮质-背侧丘脑和边缘系统的致痫灶引起的癫痫放电活动的扩散,但不能消除病灶的异常放电活动,发挥抗癫痫、抗惊厥作用。通过抑制脊髓多突触传出通路和单突触传出通路,或直接抑制运动神经和肌肉功能,发挥骨骼肌松弛作用。通过干扰记忆通路的建立,从而影响近事记忆。

(2)药动学:口服吸收快而完全,生物利用度约 76%,口服后 0.5～2.0 小时血药浓度达峰值。肌内注射吸收慢而不规则,亦不完全,直肠灌注吸收较快。口服起效时间14～45分钟,肌内注射20分钟内、静脉注射1～3分钟起效。开始静脉注射后该药物迅速经血流进入中枢神经,作用快,但转移进入其他组织也快,作用消失也快。该药物肌内注射0.5～1.5小时、静脉注射0.25小时血药浓度达峰值,4～10天血药浓度达稳态,半衰期为20～70小时。血浆蛋白结合率高达99%。地西泮及其代谢物脂溶性高,容易透过血-脑屏障;可透过胎盘,可分泌入乳汁。该药物主要在肝脏代谢,代谢产物可去甲地西泮和去甲羟地西泮等,亦有不同程度的药理活性。去甲地西泮的半衰期可达30～100小时。该药物可肠肝循环,长期用药有蓄积作用。代谢产物可滞留在血液中数天甚至数周,停药后消除较慢。地西泮主要以代谢物的游离或结合形式经肾排泄。

(3)适应证:片剂可用于抗癫痫和抗惊厥,注射剂可用于抗癫痫和抗惊厥,静脉注射为治疗癫痫持续状态的首选药。

(4)用法用量:①口服给药。成人常用量:抗焦虑,每次2.5～10.0 mg,2～4次/天;镇静,每次2.5～5.0 mg,3次/天。小儿常用量:6个月以下不用,6个月以上,每次1.0～2.5 mg或按体重40～200 μg/kg或按体表面积1.17～6.00 mg/m²,3～4次/天,用量根据情况酌量增减,最大剂量不超过10 mg。②注射给药。成人常用量:癫痫持续状态和严重频发性癫痫,开始静脉注射10 mg,每隔10～15分钟可按需增加甚至达最大限用量。小儿常用量:抗癫痫、癫痫持续状态和严重频发性癫痫,出生30天～5岁,静脉注射为宜,每2～5分钟0.2～0.5 mg,最大限用量为5 mg。5岁以上每2～5分钟静脉注射1 mg,最大限用量10 mg。如需要,2～4小时后可重复治疗。小儿静脉注射宜缓慢,3分钟内按体重给药不超过0.25 mg/kg,间隔15～30分钟可重复给药。

(5)主要不良反应:常见嗜睡、头昏、乏力等,大剂量可有共济失调、震颤;长期连续用药可产生依赖性和成瘾性,停药可能发生停药症状,表现为激动或忧郁。该药物反复肌内注射可引起臀肌挛缩症。

3)水合氯醛。

(1)药效学:给予催眠剂量30分钟内即可诱导入睡,催眠作用温和。较大剂量有抗惊厥作用,大剂量可引起麻醉,甚至抑制延髓呼吸中枢及血管运动中枢,导致死亡。

(2)药动学:消化道或直肠给药均能迅速吸收,1小时血药浓度达高峰,作用维持4～8小时。该药物脂溶性高,易透过血-脑屏障,可分布到全身各组织。血浆半衰期为7～10小时,在肝脏迅速代谢成为具有活性的三氯乙醇。三氯乙醇的蛋白结合率为35％～40％，半衰期为4～6小时。三氯乙醇进一步与葡糖醛酸结合而失活，经肾脏排出，无滞后作用与蓄积性。本药可透过胎盘和进入乳汁。

（3）适应证：抗惊厥，用于癫痫持续状态的治疗，也可用于小儿高热、破伤风及子痫引起的惊厥。

（4）用法用量：①成人常用量。用于癫痫持续状态，常用10％的溶液20～30 mL，稀释1～2倍后1次灌肠，方可见效，最大限量1次2 g。②小儿常用量：镇静，每次按体重8 mg/kg或按体表面积250 mg/m²，最大限量为500 mg，3次/天，饭后服用；灌肠，每次按体重25 mg/kg，极量每次1 g。

（5）主要不良反应：对胃黏膜有刺激，易引起恶心、呕吐。大剂量能抑制心肌收缩力，缩短心肌不应期，并抑制延髓呼吸中枢及血管运动中枢；对肝、肾有损害作用；长期服用可产生依赖性及耐受性，突然停药可引起神经质、幻觉、烦躁、异常兴奋、谵妄、震颤等严重停药综合征。

（三）外科治疗

外科治疗包括神经调控疗法，如迷走神经电刺激，是癫痫治疗的重要组成部分，但并不是癫痫治疗的最后手段。而且外科治疗是一种有创性治疗手段，术前必须经过严格的多学科评估，确保诊断和分类的正确，掌握手术适应证，预防并发症。癫痫的外科治疗方法主要包括切除性手术、离断性手术、姑息性手术、立体定向放射治疗术和立体定向射频毁损术等。

临床上一些难治性癫痫患者，由于不能精确定位致痫灶或致痫灶位于重要功能区等原因不适合接受切除性手术。神经调控技术为这类患者提供了另一种外科治疗选择，主要的治疗方法有迷走神经电刺激和脑深部电刺激。迷走神经电刺激是难治性癫痫比较成熟的治疗方法，将螺旋电极缠绕于迷走神经干上，并将脉冲发生器埋置于胸前，调整参数刺激迷走神经。迷走神经电刺激主要用于药物治疗无效，不适合进行开颅手术的患者。迷走神经电刺激能显著降低痫性发作的频率和强度，并使得患者在情绪、认知、记忆等方面得到改善，提高患者的生存质量。脑深部电刺激是指依靠立体定向技术，在脑深部特定部位植入电极，将脉冲发生器埋置于胸前，通过调控电刺激参数来治疗神经系统疾病。目前常见的刺激靶点有丘脑前核、中央中核、丘脑底核、尾状核和海马-杏仁核复合体等。

患者接受癫痫外科治疗之后，通常仍需继续服用抗癫痫药物，因此除了需要监测术后癫痫控制情况和术后并发症，还要关注长期药物治疗的有效性和安全性。

(四)生酮饮食疗法

生酮饮食疗法是一种高脂、低碳水化合物和适当蛋白质的饮食，将机体的主要代谢能源从利用葡萄糖转化为利用脂肪的饮食。虽然有许多抗癫痫药物问世，但仍有许多患者的癫痫发作难以控制，人们再次关注并完善生酮饮食疗法。生酮饮食疗法的抗癫痫疗效与酮体有关，酮体可对钾离子通道和钠离子通道产生影响。生酮饮食疗法使多不饱和脂肪酸合成增加，而后者能抑制神经元上电压门控钠通道，类似苯妥英钠的抗癫痫作用机制。这一疗法用于治疗儿童难治性癫痫，其有效性和安全性已得到了公认。

治疗前医师要详细了解患者的病史和检查结果，排除 β-氧化缺陷、干扰葡萄糖或酮体稳定的肝脏疾病或代谢性疾病以及卟啉病、丙酮酸羧化酶缺乏症、线粒体病、肉碱缺乏症或有机酸尿症等禁忌证；完善相关检查，包括肝功能、肾功能、血糖、血脂、电解质、泌尿系统 B 超检查等。首先禁食 24～48 小时，监测生命体征及微量血糖、血酮、尿酮，若血糖浓度＜2.2 mmol/L 或血酮浓度＞3.0 mmol/L，开始给予生酮饮食。食谱中摄入食物中的脂肪与(蛋白质＋碳水化合物)比例为 4∶1。如果无效，应逐渐降低生酮饮食的比例，所有摄入食物中的脂肪与(蛋白质＋碳水化合物)比例由 4∶1 逐渐降至 2∶1，直到酮症消失。如果有效，可维持生酮饮食 2～3 年，其间与患者或患者家属保持密切的联系。稳定后 3～6 个月对患者的营养状况进行评估，根据身高、体重和年龄调整食物热量和成分。

生酮饮食疗法改变了机体正常的代谢过程，会对机体产生不良影响。为此，在生酮饮食疗法治疗过程中应密切观察患者有无脱水现象；是否出现恶心、呕吐、腹泻或便秘等症状；是否出现代谢紊乱，如低血糖、代谢性酸中毒、高甘油三酯血症及高胆固醇血症等；是否因长期应用生酮饮食，出现骨密度降低、缺铁性贫血以及继发性肉碱缺乏等症状。

生酮饮食疗法由于特殊的食物比例配置，开始较难坚持，但如果癫痫发作控制后，患者多能良好耐受。

第八章 急性脊髓炎

一、概述

急性脊髓炎是脊髓的一种非特异性炎症病变,又称急性横贯性脊髓炎。多在各种感染后发病,可引起双侧完全对称性或非对称性运动、感觉及自主神经功能障碍的临床综合征。根据脊髓损害的程度及临床表现,可将其划分为双侧对称性的中度或重度的神经功能障碍的急性完全性横贯性脊髓炎,和表现为明显不对称性的急性部分横贯性脊髓炎。脊髓受累节段以胸髓最易受损。

急性脊髓炎的病因暂不明确,大部分患者在发病前的1~4周有疫苗接种或病毒感染史,但多数前驱感染在急性脊髓炎发病和症状出现之前已经完全消退,且在中枢神经系统中无法检测出感染因子,仅表现为脑脊液内炎性细胞数的增高。这表明急性脊髓炎是由异常的自身免疫的激活引起的。而分子模拟所引起的病原微生物针对自身抗原的交叉反应性的免疫应答,可能是该疾病发生的重要机制,同时B细胞的多克隆激活或自身反应性T细胞的异常激活,可导致针对中枢神经系统的体液或细胞介导的紊乱,而引起脊髓的炎性损害。而在一些特定疾病中,脊髓炎可能是这类疾病的首要表现或继发性引起的,列举如下。

(1)中枢神经系统脱髓鞘疾病:多发性硬化起初仅以脊髓损害为特征性表现。

(2)病原体的直接感染:如梅毒螺旋体、人类免疫缺陷病毒、伯氏疏螺旋体等对神经系统的直接损害,其脑脊液可检测出特异性病原体。

(3)结缔组织病相关性脊髓损害:如系统性红斑狼疮、干燥综合征以及抗磷脂综合征等,因自身免疫系统的异常引起的脊髓的炎性损害。

(4)继发特殊感染性脊髓炎:常见水痘-带状疱疹病毒及柯萨奇肠道病毒感染等引起的异常免疫机制对脊髓的间接损伤,该类患者的脑脊液中检测出特异性病毒抗体。

(5)副肿瘤性脊髓炎:在一些恶性肿瘤患者的脑脊液中可检测到抗神经元核抗体,该抗体可引起脊髓的炎性损害。

二、临床表现与病变定位

本病可发生于任何年龄,但其发病高峰多在 10～19 岁和 30～39 岁这 2 个年龄段,其发病率在性别、家族及种族间无明显差异。急性脊髓炎在发病前多有发热、流感、消化道感染症状,或疫苗接种史,可伴有外伤、劳累、受凉等诱因。病情多于 4 小时至 3 天内发展至脊髓受累节段平面以下的感觉、运动、自主神经功能障碍,可在数天至 3 周内达到高峰。

(一)运动障碍

疾病早期患者因脊髓横断性炎性损害使受累平面以下处于脊髓休克期,表现为受累平面以下的迟缓性截瘫、肌张力减低、腱反射消失。此期的持续时间由病情的严重程度决定,多为 2～4 周。随后进入病情恢复期,肌力由肢体的远端向近端渐渐改善,同时伴有肌张力、腱反射的增强,出现病理反射,而在病情严重的患者中,由于脊髓兴奋性的增高,刺激下肢可引起患肢的屈曲性痉挛,可伴有二便失禁。

(二)感觉障碍

患者后背部位疼痛可能为该疾病的首要症状,急性期大部分患者有明确的感觉平面,平面上缘可出现感觉过敏、束带感,平面以下的所有深、浅反射均消失。恢复期随着感觉平面逐渐下降,脊髓功能活跃,肢体远端可出现痉挛性疼痛不适。

(三)自主神经功能障碍

脊髓休克期患者因无膀胱充盈感的刺激,表现为自主排尿困难,当尿液超过膀胱容积时出现充盈性尿失禁,当脊髓功能恢复后,因骶髓排尿中枢过度活跃引起排尿反射亢进,少量尿液可刺激膀胱逼尿肌收缩引起尿失禁,为充溢性尿失禁。同时可伴受累平面以下体温调节障碍、少汗或无汗,以及性功能障碍。当 C_8～T_1 脊髓段受累时可引起交感神经损害,出现霍纳综合征。

三、辅助检查

(一)血常规检查

急性期血常规检查可见白细胞计数增多,淋巴细胞百分比增高;风湿指标、抗磷脂抗体以及抗双链 DNA 抗体等免疫指标的检测对结缔组织病继发性脊髓炎的诊断有重要价值;肿瘤指标尤以小细胞肺癌标志物筛查,阳性者可进一步行特异性抗体检测;血清中视神经脊髓炎-免疫球蛋白 G 特异性抗体人水通道蛋白 4 的检测,对早期仅以脊髓损害表现的视神经脊髓炎患者有重要价值。

(二)脑脊液检查

大多数患者压颈试验通畅,极少数患者因脊髓肿胀严重可出现不完全梗阻,脑脊液压力多正常,外观透明清亮。实验室分析主要表现为以淋巴细胞为主的细胞数增高,伴或不伴免疫球蛋白 G 指数升高,而糖及氯化物正常,当脑脊液细胞计数 $>30/mm^3$,考虑非多发性硬化的可能性较大,同时需对该类患者进行脑脊液人水通道蛋白 4 和寡克隆带的检测,可与脱髓鞘类疾病相鉴别,条件允许时可完善病毒 DNA 或 RNA 的聚合酶链式反应检测或病原体培养,而白细胞介素-6 含量的检测,对判断急性脊髓炎病情与预后有重要作用。

(三)电生理检查

视觉诱发电位多正常,当检测出正常波形消失及 P100 波的潜伏期延长时,有助于与脱髓性脊髓炎相鉴别;体感诱发电位可见两侧下肢的波幅降低及 P40 波潜伏期延长;肌电图检查多为失神经电位,少数患者可无异常。

(四)影像学检查

脊髓 MRI 检查可见脊髓肿胀、增粗,受累节段的髓内可多发片状或弥散的 T_1WI 低信号及 T_2WI 高信号影,增强可强化。多发生在 $T_3 \sim T_5$ 脊髓段,极少数患者脊髓 MRI 可无异常病灶。同时,行头颅 MRI 的影像学检查有助于中枢系统脱髓鞘疾病的早期诊断及鉴别。

四、治疗

(一)一般治疗

(1)脊髓 C_4 受累的高位性脊髓炎及急性上升性脊髓炎的患者,一旦出现呼吸肌受累,积极给予气管插管或气管切开,保持呼吸道通畅,并给予呼吸支持是急性期降低死亡率的重要措施。

(2)脊髓休克期对于尿潴留患者留置无菌导尿管,每 4~6 小时开放引流管 1 次,并以灭菌注射水或硼酸溶液进行每天 2 次的膀胱冲洗预防感染。

(3)患者长期卧床时,家属及医务人员需协助患者多翻身、拍背并进行瘫痪的肢体的被动活动,可以有效预防压疮、坠积性肺炎以及下肢深静脉血栓发生的同时,并促进患者病情的恢复。

(二)病因治疗

首先需明确脊髓炎性损害是否为相关疾病继发性引起,可根据病因选择合适的治疗方案,对于病原体对脊髓的直接侵袭或感染损害的患者,明确病原体的类型,并选择适当的抗病毒药物或抗生素抗感染治疗。而副肿瘤性脊髓炎患者的治疗,一方面要处理肿瘤的原发灶,另一方面因其发病与异常的免疫机制相关,治疗方案多以免疫治疗为主。

(三)急性期药物治疗

急性期的治疗目的主要为保护神经细胞、促进神经功能的恢复和预防急性期并发症。

(1)大剂量静脉注射皮质类固醇是改善病情、预防病情进展、促进神经功能恢复的首选药物,多以具有强大抗炎、抗水肿作用的甲泼尼龙冲击治疗,常用甲泼尼龙 500～1 000 mg/d 静脉滴注,连用 3～5 天,随后改为 1 mg/(kg·d)的泼尼松口服治疗,于 2～4 周缓慢减停,用药期间需注意预防消化道溃疡、感染、低钾、骨质疏松及血糖异常等药物不良反应。

(2)对于甲泼尼龙在使用 5 天后仍无效或初始病情较严重的患者,尤其是在高位颈髓受累引起呼吸肌受累的患者中,可给予血浆置换,此治疗措施可减少体内可溶性免疫复合物及致病抗体,从而控制异常的免疫损害。另可选择静脉给予免疫球蛋白治疗,免疫球蛋白能阻止炎症因子、抗体及补体复合物对自身组织的损伤,同时免疫球蛋白与甲泼尼龙具有协同作用,可显著降低患者的脊髓损害,以 0.4 g/(kg·d)的剂量连用 5 天为 1 个疗程,且此药物的安全性较高。

(3)B 族维生素:多以维生素 B_1、维生素 B_{12}、甲钴胺等促进轴突髓鞘的修复,改善神经损伤及传导功能。

(4)急性期伴有肺部、泌尿系统及皮肤压疮感染的患者可给予抗病毒及适当的抗感染治疗。

(5)其他:血管扩张药物如烟酸、低分子右旋糖酐等可增加脊髓血供,神经营养剂辅酶 Q_{10}、辅酶 A 以及三磷酸腺苷等对神经功能的修复可能存在一定帮助。

(四)康复治疗

早期积极的康复治疗对脊髓神经功能的恢复起到重要作用,适当的肢体功能锻炼及特殊的理疗方案如中频电疗法及分米波治疗,可改善肢体的血液回流,减少并发症,促进病情的恢复。肌张力增高时需维持肢体关节的活动范围以预防肢体关节的挛缩,必要时给予巴氯芬、乙哌立松药物治疗。

第九章　三叉神经痛

一、概述

三叉神经痛是指三叉神经分布区内出现的,以短暂、突发和反复发作性的剧烈疼痛为特征的感觉刺激症状,不伴有三叉神经运动支受损表现,也称为原发性三叉神经痛或特发性三叉神经病。由于肿瘤、炎症、脱髓鞘病或颅骨疾病等明确原因所致者称为继发性三叉神经病,可伴有三叉神经运动支受损表现。

(一)病因

临床研究发现,三叉神经系统的所属部位或邻近部位的各种病灶均可引起三叉神经痛。最常见的病因有颅内和颅底骨的肿瘤(主要是小脑脑桥角、三叉神经根或半月节附近的肿瘤)、血管畸形(动脉瘤)、蛛网膜粘连增厚、多发性硬化等。

1.三叉神经感觉后根和半月节的病变

经颅后窝入路手术和颞下入路手术发现的继发性病因如下。

(1)三叉神经感觉后根的病变(颅后窝):指小脑脑桥角区和半月神经节后根部分,如胆脂瘤表皮样囊肿、脑膜瘤、三叉神经纤维瘤、神经鞘瘤、蛛网膜囊肿、蛛网膜炎粘连增厚;其次有骨瘤、骨软骨瘤及胶质细胞瘤、动静脉血管畸形、血管细胞瘤、动脉瘤等。

(2)三叉神经半月节的病变(颅中窝):凡是颅中窝底部的病变,均可侵犯半月神经节,如颅底部的各类肿瘤,颞叶下部脑膜瘤、血管瘤,颅底的转移瘤(如鼻咽癌颅内转移),颅骨肿瘤(如纤维结构不良),或颅底的炎症粘连等。以上部位的病变除引发三叉神经痛症状外,对邻近组织结构多有侵犯,因此,可出现相应的症状和体征。如三叉神经分布区域的感觉和运动障碍,或同时出现带状疱疹,这一特征性体征的出现,有学者认为是诊断三叉神经半月节病变的重要依据。

2.脑干病变

常见的脑干病变有延髓空洞症、脑干部的血管病变、炎症、脑干肿瘤、梅毒、多发性硬化等。

3.三叉神经半月节前根病变

常见的三叉神经半月节前根病变有眶内肿瘤、蝶骨小翼区的肿瘤、眶上裂综合征(炎症、肿瘤)、海绵窦病变、鼻窦病变(炎症、肿瘤)以及牙源性的病灶等,均可侵犯三叉神经根或周围支而发生三叉神经痛。牙源性和鼻窦病变引发的继发性三叉神经痛为持续性钝痛,而原发性三叉神经痛多为短暂的阵发性闪电样剧痛,两者可以鉴别。

(二)发病机制

1.闸门控制学说

闸门控制学说的核心是脊髓的节段性调制与脊髓背角胶区神经元起到了关键的闸门作用。其基本论点是外周神经、粗纤维和细纤维的传导均能激活脊髓后角上行的脑传递细胞(T细胞),但又同时与后角的胶质细胞形成突触联系。粗纤维和细纤维传入均能激活脊髓后角上行的脑传递细胞,而对脊髓后角的胶质区细胞抑制的作用则相反,即粗纤维传入兴奋脊髓后角的胶质区细胞,细纤维传入抑制脊髓后角的胶质区细胞,而脊髓后角的胶质区细胞抑制脊髓后角上行的脑传递细胞。就此当损伤刺激细纤维时,脊髓后角的胶质区细胞抑制,T细胞抑制解除,闸门就打开;当低频电刺激兴奋粗纤维时,脊髓后角的胶质区细胞兴奋,加强了脊髓后角的胶质区细胞对脊髓后角上行的脑传递细胞的抑制,从而关闭了闸门,减少或阻止伤害性信息向高位中枢传递,因此缓解了疼痛或得到了镇痛作用。

2.体液机制

每当低频电流刺激人体的时候,中枢神经系统能够释放出一种叫内源性吗啡样物质,该物质是一类具有吗啡样活性的神经介质。根据目前的发现,它与镇痛有密切关系,其主要是脑啡肽和内啡肽。它们可作用于传入神经末端的阿片受体而产生突触前抑制,减少P物质的释放,因此防止了痛觉冲动的传入。P物质是一种与痛觉传导有关的神经介质,同时,也可以与突触后阿片受体结合,产生突触后抑制,抑制第二级感觉神经元的传入而产生镇痛作用。根据目前的发现,脑啡肽镇痛作用时间短,一般只能持续3~4分钟,又迅速被酶破坏。而内啡肽镇痛作用时间比较长,可以持续数小时。

3.构型学说

构型学说认为任何刺激只要达到足够强度就可以产生疼痛。神经冲动在空间和时间上的构型模式如同复杂的电码一样,被中枢神经系统感受之后,可以产生不同的感觉。不同质与量的刺激作用,就产生了不同的冲动发放模式,也就产生了不同的感觉。痛觉冲动是在时间和空间序列上的一种特殊构型模式,它也可在非特异性感受器受到刺激之后产生。但是,该学说忽略了感受器——纤维单位的生理学特异性,有足够的证据认为,这种特异性在一定程度上决定着疼痛反应、适应速度和痛阈的不同。虽然外周神经功能的特异性以及感觉的产生(包括痛觉)决定于对不同刺激起反应的感受器,这是不可否认的,而且构型学说也很难说明中枢神经系统是如何翻译各种"电码"。因此,构型学说还不能解释痛觉发生机制的全部问题。不过,上述 2 个痛觉发生机制学说不应该相互排斥,而是相互补充的。

4.疼痛第四学说

疼痛第四学说是疼痛特异性学说与精神因素的融合。该学说认为机体存在感觉系统和反应系统。疼痛的感觉系统仅是对痛觉的识别,借助于神经感受器和神经冲动的传导机制完成。而疼痛的反应系统受个人体验、文化以及各种心理状态的影响,是一种复杂的生理、心理活动的过程。

5.特异性学说

特异性学说认为身体组织内某一种感受器对特定的一种刺激产生反应,他们对每种感觉都有自己特异性的感受器。痛觉感受器就是游离的神经末梢,它发放冲动经由外周神经的粗纤维和细纤维及脊髓内的前外侧脊髓丘脑束传导至丘脑的感受中枢,再投射到大脑皮质的特定部位,引起疼痛。该学说认为体内存有强烈的起反应感受器,而且这些感受器与丘脑之间存在着直接和固定的联系。随着痛觉生理学的进展,越来越多的资料难以纳入特异性学说的规范。例如,游离神经末梢和细纤维不仅易被强烈的刺激兴奋,而且也可以被非强烈的刺激(如触觉刺激和温热刺激)所兴奋,又如人类角膜虽然只有一种神经末梢,但是触、痛、温、冷 4 种基本感觉都有。实际上,体内已被发现的感觉器类型远远超过 4 种。因此,即使体内存在有特殊的痛觉感受器,那也只能说仅有很少的感觉纤维能特异性地对强烈刺激起反应。临床资料提示,脊髓丘脑束切断术或中枢神经系统的其他传导束切断后,痛觉可一时消失,但以后又重新出现。这说明,有关痛觉的传导经路并非永远固定不变。任何种类的刺激只要超过一定的程度,均会引起痛觉。

二、临床表现与病变定位

(一)发作性疼痛

在一侧面部三叉神经分布区域突然发生1个支或多支的剧烈疼痛,患者常描述为电灼、针刺、刀割样或撕裂样短暂而剧烈且无法忍受的疼痛。发作前常无预兆,少数患者可先表现为突然紧张,双目凝视。正在与人谈话者会突然终止,用手掌或毛巾紧按压痛侧面部,或用力揉擦局部以期减轻疼痛。有的不断做吮口唇、咀嚼动作,严重者伴有面部肌肉反射性抽搐,口角牵向一侧,又称痛性抽搐。有些患者甚至在床上翻滚,极度痛苦。早期时发作次数较少,间歇期较长。以后疼痛持续时间渐延长,而间歇时间缩短,甚至数分钟1次,以致终日不止。夜间发作或端坐位时可减轻,导致通宵难眠。症状严重发作频繁的患者常居而不安、食而不欲、面无人色、痛不欲生。首次发病至就诊病程短者1个月,最长者40年。病程呈周期性发作,每次发作可持续数周至数月。缓解期为数天或数年不定,但很少有自愈者。疼痛发作过后,常有短暂的反拗期,在此期间即使加以诱发,也不致引起疼痛,患者常被迫利用反拗期,迅速勉强吞食流质或只能将食物慢慢放进口中,不敢大嚼。严重的患者甚至无反拗期,因而引起消瘦和脱水。

(二)疼痛的部位

三叉神经痛多为一侧性,右侧多于左侧。少数双侧疼痛者,亦往往先在一侧发生或一侧疼痛,发作较对侧严重,经治疗一侧疼痛消失后,对侧发作随之加重,疼痛严格限于三叉神经分布区域内。

疼痛多由一侧上颌或下颌支开始(由眼支引起者极少见),后逐渐扩散到2支,甚至3支均受累,累及3支者较少见。临床上以第2支和第3支同时痛者最多见,其次为第2支或第3支痛,单独第1支痛者少见,第1支和第3支同时痛者更少见。单独第1支痛少见的原因,有学者认为在胚胎发育时,第1支与第2支、第3支是分别由2个神经节发育而来。第3支疼痛者大多由下颌犬齿部开始,放射至眼眶内缘或外缘处,有时亦可扩散至第1支区而产生眼部疼痛。疼痛发作多沿神经走行分布,第1支的疼痛部位在眼部的表浅或深部、上睑及前额部,第3支的疼痛部位主要在颊部、上唇和齿龈等处。

(三)扳机点和诱发因素

三叉神经痛有各种诱因,这些诱因又因人而异。40%～50%的患者面部在侵犯支的分布区域内,有1个或多个特别敏感的触发点或称扳机点,稍加触动就可引起疼痛发作,且疼痛从此点开始,立即放射至其他部位。触发点大小不一,其范围大者直径约指甲大小(1 cm),小者为 1 个点或 1 根胡须。触发点多发生在上下唇、鼻翼、鼻唇沟、牙龈、颊部、口角、胡须、舌、眉等处,亦有少数触发点在下颌部或三叉神经分布区域范围以外者,如乳突部、颈部。

三叉神经第 3 支(下颌支)疼痛发作多因下颌动作(咀嚼、呵欠、说话等)及冷热水刺激下犬齿而诱发,而直接刺激皮肤触发点诱发疼痛发作者较少。诱发第 2 支(上颌支)疼痛发作则多因刺激皮肤触发点(上唇外 1/3、鼻腔、上门齿、颊部及眼球内侧等处)所致,饮冷热水、擤鼻涕、刷牙、洗脸、剃须等亦可诱发,严重者移动身体带动头部时亦可诱发。因此,严重影响患者生活,即使在间歇期,患者也不敢大声说话、洗脸以及进食,唯恐引起发作。在发作终止时,诱发区兴奋性减低或丧失,患者常利用此时机进食、说话、洗脸等。有的患者长期不敢在患侧洗脸、刮脸、刷牙等,以致患侧积满灰尘,食物残渣存于齿龈或腮部。此外,梳头、咳嗽、喷嚏、微风拂面也可引起疼痛,有时没有任何外因亦可引起发作,导致患者惶惶不可终日、精神萎靡不振、行动谨小慎微。疼痛发作次数少,间歇期亦长,间歇期间无任何不适,一如常人(唯重症患者在间歇期仍可有持续性轻微钝痛),经过一段时间又可突然再次发作。间歇期为数分钟、数小时或 10 余小时不等,随着病情的发展,发作逐渐频繁,间歇期逐渐缩短,疼痛亦渐加重而剧烈。重者可每分钟发作数次,一般仅在白天发病,夜间发作较轻或停止,重症患者亦可在夜间发作,以致终日不止。因疼痛发作而致通宵不能入眠或入眠后痛醒,从而日夜不得安宁。

(四)疼痛发作时限与周期

病程可呈周期性发作,每次疼痛发作在 2 分钟内骤然停止。每次发作周期可持续数周至数月,以后症状常可逐渐减轻至消失或明显缓解(数天至数年)。在此缓解期间患者往往期望不再发作,但过一段时间后,剧痛重新发作,自行痊愈的机会很少,反而是越发越频,疼痛程度亦随之加重,但此病无直接危及生命之虞。据学者观察,似与天气有关,一般在春冬季容易发病,且与情绪有很大关系,如精神紧张、情绪急躁时易发病。

(五)颜面部变化

疼痛发作时患者受累的半侧面部可呈现痉挛性歪扭,发作终止后有时出现交感神经症状,表现为患侧面部血管运动紊乱症状,如面部先发白,然后潮红,结膜充血,并伴有流泪、流涕、唾液分泌增加等,有时出现所谓三叉神经、面神经和交感神经三联症,即疼痛、面肌痉挛性痛性抽搐、自主神经症。疼痛发作过后,上述症状也随之消失,下次疼痛发作,上述症状又复出现。若病程较长而发作频繁者,可出现面部营养障碍性改变,如局部皮肤粗糙、眉毛脱落、角膜充血、水肿、混浊、麻痹性角膜炎、虹膜脱出、白内障,甚至咀嚼肌萎缩等。

皮肤疱疹:个别三叉神经痛患者,尤其在使用无水乙醇封闭治疗后,在其口角、鼻部可出现皮肤疱疹。患者自觉疱疹处有瘙痒及轻度灼痛感,一般于5天后可以自行愈合或涂以氢化可的松软膏,促进愈合。此疱疹应与病毒性疱疹不同。

(六)双侧三叉神经痛

双侧性三叉神经痛较少见,常是一侧首先发病,也各有其发作周期,并非同时发作。疼痛多为一侧先发作,或一侧疼痛较重,一侧较轻,后经手术治疗疼痛停止后,随之而再次唤起患者注意到对侧的疼痛。疼痛多从一侧的上颌支或下颌支开始,随着病情的发展,疼痛范围可逐渐由一支扩散到另一支,甚至3支全部累及。个别两侧者,疼痛发作也多呈各自发作,两侧同时发病者极为罕见。双侧三叉神经痛患者疼痛的性质、发作时限与周期、触发点与诱发因素,基本上同单侧三叉神经痛。

(七)原发性三叉神经痛的疼痛表现

1.疼痛部位

右侧多于左侧,由面部、口腔或下颌的某一点开始扩散到三叉神经某支,随着病情进展,范围逐渐扩大波及其他分支,以第2支、第3支最易受累。第1支少见,占1.5%~3.0%,其原因有学者认为,在胚胎发育时第1支与第2支、第3支分别由2个神经节发育而来。但其疼痛范围绝对不越过中线,亦不超过三叉神经分布区域,偶有双侧三叉神经痛者占3%。

2.疼痛性质

疼痛性质包括刀割、针刺、撕裂、烧灼或电击样剧烈难忍的疼痛,甚至痛不欲生。

3.疼痛规律

三叉神经痛的发作常无预兆,而疼痛发作一般有规律。每次疼痛发作时间仅持续在2分钟以内便骤然停止。初期起病时发作次数较少,间歇期亦长,数分钟、数小时不等,随病情发展,发作逐渐频繁,间歇期逐渐缩短,疼痛亦渐加重而剧烈。夜深人静疼痛发作减少,间歇期无任何不适。

三、辅助检查

（一）运动功能检查

三叉神经运动功能检查主要为咀嚼肌群（咬肌、颞肌、翼内肌和翼外肌）的运动情况。因咀嚼肌群均止于下颌骨，在三叉神经运动支支配下，运动颞颌关节参加咀嚼、言语运动，并在一定程度上参加表情的表达。若咀嚼肌发生病损，除可造成上述肌肉的运动障碍外，亦可出现颜面变形（如下颌变形偏斜、面部偏侧肥大）等颜面症状。

上述咀嚼肌群中，咬肌、颞肌和翼内肌收缩，可使下颌骨上提（闭口），两侧翼外肌同时收缩，可使下颌骨向前，一侧翼外肌收缩，使下颌骨向一侧方移动，若两侧轮替收缩，可使下颌骨左、右移动。

在检查前首先应注意观察患者两侧颞部及颌部是否对称，有无肌萎缩，然后让患者用力反复咬住磨牙，检查者用双手掌按触两侧咬肌和颞肌，如肌肉有萎缩，或一侧有明显肌收缩减弱，即有诊断价值。如有怀疑，请患者分别用两侧白齿咬住压舌板，检查者拉动时可以判断其收缩力。另外，嘱患者张大口时，观察下颌骨是否向患侧偏移，如有偏移，证明三叉神经运动支损害，引起翼内、外肌瘫痪，健侧翼内、外肌收缩将下颌推向前方及患侧所致。但需注意有下颌关节病变的患者，张口时也可表现为双侧不对称。让患者向两侧错动其下颌，检查者加以阻力，观察翼肌的收缩力。患者将其下颌前伸（翼肌）和后缩（颞肌、二腹肌），注意有无偏斜。

由于三叉神经运动核受双侧皮质支配，明显的一侧咀嚼肌瘫痪提示核型或核下型病变，并常有该侧咀嚼肌和颞肌的萎缩。双侧皮质延髓束病变造成该侧核上型瘫痪者，有严重的双侧咀嚼肌瘫痪，伴有下颌反射亢进。

（二）感觉功能检查

颜面部的皮肤感觉，主要由三叉神经感觉支分布，从三叉神经半月节发出3个大而粗的分支，即眼支、上颌支和下颌支。三叉神经的感觉支检查方法，与身体其他部位的感觉检查一样，主要是痛觉、触觉和温度觉。

检查时，可用探针轻划（测触觉）与轻刺（测痛觉）患侧的三叉神经各分布区的皮肤与黏膜，并与健侧相比较。如果痛觉丧失时，需再做温度觉检查，以试管盛冷热水试之。可用 2 支玻璃管分盛 $0\sim10\,℃$ 的冷水和 $40\sim50\,℃$ 温水，交替接触患者的皮肤，请其报出"冷"或"热"。按三叉神经感觉支 3 个分支在面部分布区域，做左、右两侧感觉检查的比较，注意痛觉和触觉是否有障碍及其障碍的分布范围,借以鉴别感觉障碍是属于周围性(周围神经或神经根性)还是中枢性(三叉神经感觉核性)损害。若是周围性者,其痛觉、温度觉和触觉同时发生障碍,可发生于三叉神经 3 个分支中的任何 1 支;若是中枢性者,往往只有痛觉、温度觉障碍,而触觉存在。其分布或仅限于眼支,或眼支合并上颌支,或 3 支同时受累。在三叉神经受损害时,除有感觉障碍外,还有压痛点。压痛点多位于神经分支穿出颅骨骨孔处,如第 1 支的眶上孔、第 2 支的眶下孔、第 3 支的颏孔。如果轻轻触摸患者三叉神经分布区的某些区域,如上唇、门齿、口角、鼻翼、眉毛等,可诱发三叉神经痛发作,该区域称为扳机点。

(三)反射检查

1.角膜反射

(1)检查方法:请患者向一侧注视,检查者用柔软的捻成细束的棉絮毛轻触其对侧角膜的外下方,由外向内,不让患者看见。反射作用为引起双侧眼轮匝肌收缩,出现双侧瞬目动作。同侧称为直接角膜反射,对侧称为间接角膜反射。

(2)临床意义:①反射弧传入神经病变。三叉神经眼支病变,除了面部该支的分布区有感觉障碍外,同时伴有角膜反射减弱或消失。该侧三叉神经损害造成角膜麻痹时,双侧均无反应,而在做对侧角膜反射时仍可引起双侧反应。角膜反射减弱常见的原因是三叉神经第一支损害,随着病变的发展,终至角膜反射消失。由于小脑幕也是由三叉神经第一支分布,在颅后窝病变时,早期可出现角膜反射减弱,如小脑出血、脑桥小脑角胆脂瘤等。②角膜反射的传出神经病变(周围性面神经麻痹):角膜反射的传出神经为面神经,当周围性面神经病变时,角膜受到刺激后不能闭目(瞬目),出现此种现象从广义来看,也属角膜反射消失。该侧面神经麻痹时,同侧角膜反射消失而对侧反射存在。③一侧大脑半球病变:单侧角膜反射减弱或消失,常为偏身麻木的一部分,而在不少偏瘫患者中,角膜可能是唯一的麻木区域。有学者认为,在顶叶有角膜反射中枢,或许可以得以解释。如果双侧角膜反射减弱或消失时,说明大脑两侧有广泛性损害(如深昏迷、脑水肿、脑缺氧),侵犯了角膜反射的脑内反射弧。

2.腭反射

(1)检查方法:用棉棒或纸棒在软腭弓、咽腭弓上轻擦,在正常情况下可见腭帆上提,且伴有恶心或呕吐反应。

(2)临床意义:一侧软腭反射消失,见于三叉神经、舌咽神经和迷走神经损害。此外,有两侧皮质延束损害的一些疾病,如两侧脑卒中、脑炎、脑缺氧等。最后的结果在临床上均发生假性延髓性麻痹,此时软腭反射消失。而当肌肉萎缩、侧索硬化症延髓性麻痹症状极为明显时,软腭反射可存在。此种情况对进行性延髓性麻痹与假性延髓性麻痹的鉴别诊断,有重要意义。

3.眼轮匝肌反射

(1)检查方法:检查者以拇指向后下方牵扯眼外眦部皮肤,用叩诊锤轻轻叩击两眉之间的部位,或叩击检查者的拇指。在正常情况下该侧眼轮匝肌出现收缩和闭目(瞬目)动作;而对侧的眼轮匝肌同时亦出现轻度收缩。口角向同侧后上方牵引。

(2)临床意义:周围性面瘫时反射减低;中枢性面瘫后面肌痉挛时,此反射亢进;在昏迷时此反射消失。

4.眉间反射

(1)检查方法:用叩诊锤轻轻叩击两眉之间的部位,可出现两眼轮匝肌收缩和两眼睑闭合。

(2)临床意义:一侧三叉神经及面神经损害,均可使该侧眉间反射减弱或消失。在面神经炎时,此反射消失,并提示损害比较完全,预后较差。面部肌肉肌张力较高时,此反射亢进。如叩击鼻根部时,出现同样的反射,称为眉心征。

5.自主神经反射

(1)检查方法:让患者取安静仰卧位,数分钟后记1分钟脉搏数,然后检查者用示指与中指压迫患者眼球角膜的两侧(患者闭眼)。亦可分别压迫患者一侧或同时压迫双侧眼球,压迫力量以不引起双眼球疼痛为宜。一般压迫时间为10～15秒,也有学者认为,以压迫20～40秒最佳。当压迫至1～2秒时,即开始出现脉搏减慢,在压迫3～4秒时开始记录脉搏数,每5秒记录1次脉搏次数,反复记录3～4次。

(2)临床意义:在正常人每分钟脉搏可减慢6～8次,若每分钟减慢15次以上者,即为阳性。也有学者提到,正常人每分钟脉搏可减慢10～20次。当迷走神经张力低下时无此反应,在迷走神经兴奋时,此种试验亦可出现阳性。在严重的患者,压迫10秒时,可出现心搏停跳,或出现恶心、呕吐。此种情况的出现,多见于压迫初期,当压迫停止后,症状可迅速消失。另外,若三叉神经缺失,可不出现此种反射。一侧迷走神经病损,不会使此反射消失。阿托品可使此反射消失,毛果芸香碱可使此反射亢进。

(四)影像学检查

所有三叉神经痛患者,治疗前常会进行影像学检查,如头颅 CT 检查与 MRI 检查,用于区分原发性和继发性三叉神经痛。

对于诊断为原发性三叉神经痛的患者,在实施微血管减压术前均应接受头颅 MRI 检查。头颅 MRI 检查虽然可显示三叉神经跟周围的血管及其与三叉神经后跟之间的解剖关系,但这并不能确定责任血管。

四、治疗

(一)药物治疗

药物治疗对原发性三叉神经痛的疗效确切,尤其适合于治疗处发生原发性三叉神经痛的患者,但药物治疗对继发性三叉神经痛的疗效不确切。

卡马西平治疗三叉神经痛的疗效确切,奥卡西平治疗原发性三叉神经痛可能有效,加巴喷丁、拉莫三嗪、匹莫齐特可以考虑用于辅助治疗原发性三叉神经痛疼痛。其他用于镇痛的药物,如 5 羟色胺去甲肾上腺素再摄取抑制剂和三环类抗抑郁药,在治疗三叉神经痛中的疗效尚缺乏医学证据。

原发性三叉神经痛的一线治疗药物包括卡马西平(200～1 200 mg/d)和奥卡西平(600～1 800 mg/d)。虽然卡马西平的疗效优于奥卡西平,但后者安全性方面的顾虑更少一些。如果以上任何一种钠离子通道阻滞剂无效,下一步应考虑外科手术治疗。

典型原发性三叉神经痛的自然恢复几乎是不可能的,药物治疗的效果可能是部分缓解、完全缓解与复发交替出现,因此,鼓励患者根据发作的频率来调整药物剂量。

(二)外科治疗

当药物治疗的疗效减退或者出现患者无法耐受的药物不良反应而导致药物治疗失败时,可以尽早考虑外科手术治疗。外科手术方式有多种,主要包括经皮穿刺半月神经节微球囊扩张压迫术、伽马刀治疗等。

1.经皮穿刺半月神经节微球囊扩张压迫术

(1)治疗机制:经皮穿刺半月神经节微球囊扩张压迫术是指将一次性脑科手术用球囊导入麦克尔腔内,通过向球囊中注射造影剂,机械性压迫半月神经节(三叉神经节),从而起到治疗三叉神经痛的作用。

目前其治疗机制尚不明确,可能的作用机制:①通过机械性压迫,使神经节内产生轻微出血和小圆形细胞浸润,导致与三叉神经痛相关的有缺陷的粗大髓鞘、异常神经元的破坏,从而达到治疗目的。②三叉神经痛最重要的发病机制是其神经根入脑干区被血管压迫,经皮穿刺半月神经节微球囊扩张压迫术治疗时,机械性扩张作用使三叉神经根位置发生变化,三叉神经根与责任血管发生位移而解除压迫。③经皮穿刺半月神经节微球囊扩张压迫术治疗后,轴突和髓鞘的自我修复功能可诱导形成功能正常的神经纤维,这样既保留了大部分神经功能,又消除了异常疼痛。④球囊压迫作用可抑制三叉神经节与三叉神经脊束核及对应的感觉皮质的同步化放电。

(2)适应证:经皮穿刺半月神经节微球囊扩张压迫术对三叉神经第1支疼痛患者非常有利,因经皮穿刺半月神经节微球囊扩张压迫术选择性作用于大、中有髓神经纤维,能够减少对角膜反射支配神经的损害概率。一般而言,经皮穿刺半月神经节微球囊扩张压迫术适应证包括以下几点:①原发性三叉神经痛单支或多支者;②经严格、正规药物治疗效果不佳或不能耐受药物不良反应的三叉神经痛患者;③影像学资料提示行微血管减压术相对困难或风险较大者;④微血管减压、射频热凝、经皮穿刺半月神经节微球囊扩张压迫术后复发的患者;⑤对微血管减压术依从性差的患者;⑥继发性三叉神经痛治疗原发病后疼痛仍然存在或拒绝进行原发病治疗的患者。

(3)禁忌证:①不能耐受全身麻醉的患者;②有严重心脏病史未行相关治疗的患者;③凝血功能严重障碍的患者;④穿刺部位感染者;⑤有全身系统严重感染的患者。

(4)手术方法:患者取仰卧位,头稍后仰,固定头位。常规消毒,铺无菌巾3层,覆盖切口膜,准备穿刺套件;非离子造影剂如碘海醇10 mL与生理盐水20 mL混合,用1 mL空针外接三通与球囊导管相连。检查接头是否牢固,注射造影剂混合液前将球囊内空气排干净备用;同时准备一根细通条,如用13.5 cm长的穿刺针穿刺,则在通条15 cm处做好标记。影像引导下经患侧卵圆孔投照位显露卵圆孔,确定穿刺进针点,一般在口角外侧约到定位卵圆孔为例,2~3 cm处进针。以C型臂引C型臂球管向尾端转动30°~45°,向患侧转动5°~15°,多数患者即可显露卵圆孔,少数患者需根据情况略微调整倾斜角度以清晰暴露卵圆孔。前斜位透视下穿刺,侧位透视下调整穿刺针深度。穿刺针投照位推进到卵圆孔外口时,部分患者可有心血管反应,如心率减慢或血压升高,也有部分患者没有任何反应。改侧位投照针尖至卵圆孔内口,先用通条破麦克尔囊并扩张通道,通条前端不超过斜坡5 mm。

将球囊导管沿穿刺针内腔经卵圆孔置入麦克尔腔内,球囊Mark点距离穿刺针尖端约15 mm为宜。根据预先估算的麦克尔腔大小向球囊内注入20%的碘海醇0.2~1.0 mL,压力以球囊手感推注有明显阻力,同时结合球囊出现的形状及推注造影剂的容积为准。通常球囊压迫时间为120~180秒,老年人麦克尔腔囊壁弹性下降,相同容积球囊产生的压力也随之下降,故老年人可以根据实际情况适当增加压迫时长。理想的球囊充盈形状应为梨形,X 线透视下验证球囊的位置和形态。压迫结束后,抽出球囊内造影剂,拔出球囊导管,穿刺点压迫止血 5 分钟,敷以无菌纱布保护。

术后注意观察患者疼痛是否缓解,有无面部麻木感,如有面部麻木感疼痛仍未缓解,考虑为疼痛缓解延迟,可服用小剂量卡马西平,继续观察。若患者未出现麻木感,在无禁忌证的情况下可以考虑再次手术。患者术后出现口周疱疹时,可使用阿昔洛韦抗病毒治疗。

2.伽马刀放射治疗

(1)治疗机制:一般认为,放射线照射后可使神经纤维发生放射性损伤,特别是 γ 纤维的轴突出现变性和溶解,从而干扰三叉神经的电生理活动。其中,被广泛接受的理论是放射线使钠通道破坏,从而影响神经纤维电生理信号传导。由于 γ 纤维较 α 纤维和 β 纤维对放射线更为敏感,因此放射线照射可影响三叉神经的感觉纤维,特别是痛觉神经传导阻滞,以达到减轻或缓解疼痛的目的。需要说明的是,伽马刀放射治疗的剂量远低于完全阻断神经感觉传导所需的剂量。

(2)适应证:诊断为原发性三叉神经痛,同时伴有以下情况:①对药物治疗效果不满意或对不能耐受药物有不良反应者。②高龄、体弱和(或)合并严重全身疾病,心、肺、肾等脏器功能不良,不能耐受全身麻醉手术者。③凝血功能差,有出血倾向者。④既往行三叉神经显微血管减压术、射频治疗、球囊压迫术失败或复发者。⑤拒绝开颅手术者。

(3)禁忌证:①经头颅高分辨率 MRI 检查确认三叉神经脑池段被迂曲扩张的椎-基底动脉压迫,且在 MRI 检查图像上显示不清。②不能明确诊断为三叉神经痛的面部疼痛。

(4)手术方法:在局部麻醉下安装 Leksell 立体定向头架。使患者听眶线与头架的基环尽量平行,使三叉神经脑池段的走行与 MRI 轴位像平行;头架位置可适当后移,使靶点尽量位于框架的中心。

头颅 MRI 扫描:一般定位方法采用 1.5 T 及以上的头颅 MRI 扫描,通常选择 3D - CISS 或 3D - FIESTA+3D - TOF 序列(层厚为 1~2 mm),可清晰显示三叉神经及其周围血管。

放射靶点:主要在三叉神经脑池段。可采用单靶点照射三叉神经根入脑干区或靠近三叉神经半月节区;也可采用双靶点覆盖三叉神经整个脑池段。单靶点的设计既往有 2 种选择,即三叉神经根入脑干区或靠近麦氏囊区。由于三叉神经半月节对放射线的敏感度低,同时为减少对脑干的照射剂量,目前多数单位采用单靶点照射,靶点中心选择在三叉神经根入脑干区前方的2～4 mm。

放射剂量参数:包括照射剂量、受照射的神经体积或范围以及焦点剂量率,这些参数会影响三叉神经痛患者疼痛的缓解和治疗后并发症的发生。①照射剂量:一般靶点中心的放射剂量至少应＞70 Gy,否则疗效不佳。多数中心采用85 Gy的放射剂量,而采用＞90 Gy的放射剂量治疗三叉神经痛患者并不能提高疗效,反而会增加并发症的发生率。②综合剂量:估算组织从辐射中吸收的总能量,即平均剂量和靶点体积的乘积。中等综合剂量组(1.4～2.7 mJ)较低综合剂量组(＜1.4 mJ)有更好的止痛效果。且综合剂量值越大,三叉神经痛患者感觉减退的概率越大。③焦点剂量率:射线汇聚靶点单位时间的照射剂量即焦点剂量率。伽马刀采用^{60}Co作为放射源,在其半衰期(约5.26年)内,随着^{60}Co源衰变,焦点剂量率也随之降低。这种自然衰变使得在提供相同累积剂量时需增加治疗时间。一般采用＞2.0 Gy/min为高焦点剂量率。采用高焦点剂量率的放射治疗,更多的三叉神经痛患者在早期随访时可获得疼痛缓解,且在后期随访时复发率较低,但并发症发生率也相应增高。因而,当钴源在低焦点剂量率时,可适当增加照射剂量,以提高疗效;反之,当钴源在高焦点剂量率时,可适当降低照射剂量,以减少并发症的发生。

第十章　重症肌无力

一、概述

重症肌无力是由自身抗体介导的获得性神经-肌肉接头传递障碍的自身免疫性疾病。乙酰胆碱受体抗体是最常见的致病性抗体；此外，针对突触后膜其他组分，包括肌肉特异性受体酪氨酸激酶、低密度脂蛋白受体相关蛋白4以及兰尼碱受体等抗体陆续被发现参与重症肌无力发病，这些抗体可干扰乙酰胆碱受体聚集，影响乙酰胆碱受体功能及神经-肌肉接头信号传递。目前，重症肌无力的治疗仍以胆碱酯酶抑制剂、糖皮质激素、免疫抑制剂、静脉注射免疫球蛋白、血浆置换以及胸腺切除为主。

二、临床表现与病变定位

(一)具体表现

受累骨骼肌病态疲劳，多于下午或傍晚劳累后加重，早晨和休息后减轻，呈"晨轻暮重"波动性改变。全身骨骼肌均可受累，但在发病早期可单独出现眼外肌、咽喉肌或肢体肌肉无力。脑神经支配的肌肉较脊神经支配的肌肉受累更为多见，常从一组肌群无力开始，逐步累及其他肌群。眼外肌往往最先受累，表现为上睑下垂、斜视和复视，双侧常不对称，重者眼球运动明显受限，甚至眼球固定，但瞳孔括约肌一般不受累；面肌受累则面部皱纹减少、苦笑面容、闭眼和示齿无力；咀嚼肌受累使连续咀嚼困难，导致进食中断；延髓肌受累致饮水呛咳、吞咽困难、声音嘶哑或讲话鼻音；胸锁乳突肌和斜方肌受累则屈颈抬头困难，转颈、耸肩无力。四肢肌肉受累以近端为重，但多出现在脑神经支配的肌无力发生之后，很少单独出现，腱反射通常不受影响，感觉正常。呼吸肌、咽喉肌受累出现咳嗽无力、呼吸困难，称为重症肌无力危象，是致死的直接原因。

重症肌无力一般起病隐袭，整个病程有波动，在疾病早期常可自发缓解与复发,多发生于起病后 2～3 年。偶有亚急性起病,进展较快者,多数患者迁延数年至数十年。

一些患者在发病早期迅速恶化或进展过程中突然加重,出现呼吸肌受累,以致不能维持正常的换气功能时,称为重症肌无力危象,重症肌无力危象可分为以下 3 种类型。

(1)肌无力危象:占 95%,多由于抗胆碱酯酶药量不足引起。

(2)胆碱能危象:占 4%,因使用抗胆碱酯酶药物过量,使突触后膜产生去极化阻滞所致。常伴有药物不良反应如瞳孔缩小、出汗、唾液增多等。

(3)反拗危象:占 1%,在服用抗胆碱酯酶药物期间,诸多因素如上呼吸道感染、手术、分娩等使患者突然对药物失去反应。此型的发生可能与乙酰胆碱受体的敏感性降低有关。

(二)临床分型

1.美国重症肌无力基金会临床分型

美国重症肌无力基金会临床分型旨在评估疾病严重程度,指导治疗及评估预后(表 10-1)。

表 10-1　美国重症肌无力基金会临床分型

分型	临床表现
Ⅰ 型	眼肌无力,可伴闭眼无力,其他肌群肌力正常
Ⅱ 型	除眼肌外的其他肌群轻度无力,可伴眼肌无力
Ⅱa 型	主要累及四肢肌和(或)躯干肌,可有较轻的咽喉肌受累
Ⅱb 型	主要累及咽喉肌和(或)呼吸肌,可有轻度或相同的四肢肌和(或)躯干肌受累
Ⅲ 型	除眼肌外的其他肌群中度无力,可伴有任何程度的眼肌无力
Ⅲa 型	主要累及四肢肌和(或)躯干肌,可有较轻的咽喉肌受累
Ⅲb 型	主要累及咽喉肌和(或)呼吸肌,可有轻度或相同的四肢肌和(或)躯干肌受累
Ⅳ 型	除眼肌外的其他肌群重度无力,可伴有任何程度的眼肌无力
Ⅳa 型	主要累及四肢肌和(或)躯干肌受累,可有较轻的咽喉肌受累
Ⅳb 型	主要累及咽喉肌和(或)呼吸肌,可有轻度或相同的四肢肌和(或)躯干肌受累
Ⅴ 型	气管插管,伴或不伴机械通气(除外术后常规使用);仅鼻饲而不进行气管插管的患者为Ⅳb 型

2.重症肌无力亚组分类及临床特点

重症肌无力临床表现具有极大异质性,以血清抗体及临床特点为基础的亚组分类,对重症肌无力个体化治疗及预后评估更具指导意义。

(1)眼肌型重症肌无力:可发生于任何年龄阶段。我国儿童及青少年重症肌无力以眼肌型为主,很少向全身型转化。成人发病的眼肌型重症肌无力,在眼肌症状出现2年内容易向全身型转化,亚裔人群2年自然转化率为23%～31%,低于西方人群(50%～80%);合并胸腺瘤、异常重复神经电刺激结果、乙酰胆碱受体抗体阳性、病情严重的眼肌型重症肌无力更易发生转化。早期免疫抑制治疗减少眼肌型重症肌无力继发转化,部分儿童及青少年眼肌型重症肌无力可能会自行缓解。

(2)乙酰胆碱受体-全身型重症肌无力:该类患者血清乙酰胆碱受体抗体阳性,无影像学怀疑或病理确诊的胸腺瘤;依据发病年龄可分为早发型重症肌无力及晚发型重症肌无力。早发型重症肌无力首次发病在50岁之前,女性发病略高于男性,常合并胸腺增生,胸腺切除可获益,与 HLA-DR3、HLA-B8 以及其他自身免疫性疾病风险基因相关;晚发型重症肌无力首次发病在50岁以后,男性发病略高于女性,胸腺萎缩多见,少数伴胸腺增生的患者胸腺切除可能获益。

(3)肌肉特异性受体酪氨酸激酶-重症肌无力:1%～4%的重症肌无力患者血清中可检测到肌肉特异性受体酪氨酸激酶抗体,与乙酰胆碱受体抗体(免疫球蛋白G1和免疫球蛋白G3)不同,绝大多数肌肉特异性受体酪氨酸激酶抗体属于免疫球蛋白G4亚型,其与乙酰胆碱受体-免疫球蛋白G极少同时出现。肌肉特异性受体酪氨酸激酶-重症肌无力受累肌群较局限,以球部、颈部及呼吸肌受累为主,其次为眼外肌、四肢肌,主要表现为延髓性麻痹、面颈肌无力。肌肉特异性受体酪氨酸激酶-重症肌无力与 HLA-DQ5 相关,通常不伴胸腺异常。

(4)低密度脂蛋白受体相关蛋白4-重症肌无力:在1%～5%的重症肌无力及7%～33%的乙酰胆碱受体、肌肉特异性受体酪氨酸激酶抗体阴性重症肌无力患者可检测出低密度脂蛋白受体相关蛋白4抗体。低密度脂蛋白受体相关蛋白4-重症肌无力的临床特点尚不完全明确,有研究表明该亚组患者临床症状较轻,部分患者可仅表现为眼外肌受累,很少出现肌无力危象;也有研究发现,低密度脂蛋白受体相关蛋白4抗体阳性患者均为乙酰胆碱受体-全身型重症肌无力,表现为严重的肢带肌无力和(或)进行性延髓麻痹。目前研究尚未发现低密度脂蛋白受体相关蛋白4-重症肌无力伴有胸腺异常。

(5)抗体阴性重症肌无力:极少部分患者血清无上述可检测到的抗体,包括乙酰胆碱受体、肌肉特异性受体酪氨酸激酶及低密度脂蛋白受体相关蛋白4抗体,称为抗体阴性重症肌无力。

（6）胸腺瘤相关重症肌无力：占重症肌无力患者的10％～15％，属于副肿瘤综合征，任何年龄均可发病，相对发病高峰在50岁左右。绝大多数胸腺瘤相关重症肌无力可检测出乙酰胆碱受体抗体，除此之外，多合并连接素抗体及兰尼碱受体抗体，胸腺瘤相关重症肌无力病情略重，需要更长疗程免疫抑制治疗。

三、辅助检查

（一）药理学检查

甲硫酸新斯的明试验：成人肌内注射1.0～1.5 mg，同时予以阿托品0.5 mg肌内注射，以消除其M胆碱样不良反应；儿童可按体重0.02～0.04 mg/kg，最大用药剂量不超1 mg。注射前可参照重症肌无力临床绝对评分标准，选取肌无力症状最明显的肌群，记录1次肌力，注射后每10分钟记录1次，持续记录60分钟。以改善最显著时的单项绝对分数，按照下列公式计算相对评分，作为试验结果判定值。相对评分＝（试验前该项记录评分－注射后每次记录评分）/试验前该项记录评分×100％。相对评分≤25％为阴性，25％～60％为可疑阳性，≥60％为阳性。

（二）电生理检查

1.异常重复神经电刺激

采用低频（2～3 Hz）重复电刺激神经干，在相应肌肉记录复合肌肉动作电位，常规检测的神经包括面神经、副神经、腋神经和尺神经。持续时间为3秒，结果以第4或第5波与第1波的波幅比值进行判断，波幅衰减10％以上为阳性，称为波幅递减。部分患者第4波后波幅不再降低和回升，形成U字样改变。服用胆碱酯酶抑制剂的患者需停药12～18小时后进行检查，但需充分考虑病情。与突触前膜病变鉴别时需要进行高频异常重复神经电刺激（30～50 Hz）或者大力收缩后10秒观察复合肌肉动作电位波幅变化，递增100％以上为异常，称为波幅递增。

2.单纤维肌电图

使用特殊的单纤维针电极测量同一神经肌纤维电位间的间隔是否延长，来反映神经肌肉接头处的功能，通过测定"颤抖"研究神经-肌肉传递功能。"颤抖"一般为15～35 μs，超过55 μs为"颤抖增宽"，一块肌肉记录的20个"颤抖"中有2个或2个以上超过55 μs则为异常，检测过程中出现阻滞也判定为异常。单纤维肌电图并非常规的检测手段，敏感性高。单纤维肌电图不受胆碱酯酶抑制剂影响，主要用于眼肌型重症肌无力或临床怀疑重症肌无力但异常重复神经电刺激未见异常的患者。

(三)血清抗体检测

1.抗乙酰胆碱受体抗体

50%～60%的眼肌型重症肌无力、85%～90%的乙酰胆碱受体-全身型重症肌无力血清中可检测到乙酰胆碱受体抗体。需注意的是乙酰胆碱受体抗体检测结果为阴性时不能排除重症肌无力诊断。放射免疫沉淀法是乙酰胆碱受体抗体的标准检测方法,可进行定量检测。酶联免疫吸附测定法较放射免疫沉淀法敏感性低。

2.抗肌肉特异性受体酪氨酸激酶抗体

在10%～20%的乙酰胆碱受体抗体阴性重症肌无力患者血清中,可检测到肌肉特异性受体酪氨酸激酶抗体,标准检测方法为放射免疫沉淀法或酶联免疫吸附测定法。

3.抗低密度脂蛋白受体相关蛋白4抗体

在7%～33%的乙酰胆碱受体、肌肉特异性受体酪氨酸激酶抗体阴性重症肌无力患者中,可检测出低密度脂蛋白受体相关蛋白4抗体。

4.抗横纹肌抗体

抗横纹肌抗体包括抗肌联蛋白和兰尼碱受体抗体。肌联蛋白抗体通常采用酶联免疫吸附测定法检测,兰尼碱受体抗体可采用免疫印迹法或酶联免疫吸附测定法检测。

(四)影像学检查

约80%的重症肌无力患者伴有胸腺异常,包括胸腺增生及胸腺瘤。CT检查为常规检测胸腺方法,胸腺瘤检出率可达94%;MRI检查有助于区分一些微小胸腺瘤和以软组织包块为表现的胸腺增生;必要时可行增强CT检查;正电子发射计算机断层显像有助于区别胸腺癌和胸腺瘤。

(五)合并其他自身免疫性疾病检测

重症肌无力患者可合并其他自身免疫性疾病,如自身免疫性甲状腺疾病,最常见的是毒性弥漫性甲状腺肿,其次为桥本甲状腺炎,眼肌型重症肌无力合并自身免疫性甲状腺疾病比例更高。因此,重症肌无力患者需常规筛查甲状腺功能及甲状腺自身抗体、甲状腺超声检查,观察有无弥漫性甲状腺肿大,以及其他自身免疫性疾病相关抗体检测。

四、治疗

(一)急性加重期治疗

静脉注射免疫球蛋白与血浆置换主要用于病情快速进展、危及生命的情况，如肌无力危象、严重的延髓性麻痹所致吞咽困难、肌无力患者胸腺切除术前和围手术期治疗，可使绝大部分患者的病情得到快速缓解。为达到持续缓解，可同时启动免疫抑制治疗(非激素类免疫抑制剂)，因激素早期可一过性加重病情，甚至诱发肌无力危象，于静脉注射免疫球蛋白与血浆置换使用后症状稳定时添加激素治疗。静脉注射免疫球蛋白多于使用后 5～10 天起效，作用可持续 2 个月左右。在稳定的中、重度重症肌无力患者中重复使用并不能增加疗效或减少糖皮质激素的用量。

1.静脉注射免疫球蛋白使用方法

按体重 400 mg/(kg·d)静脉注射 5 天，不良反应包括头痛、无菌性脑膜炎、流感样症状和肾功能损害等，伴有肾功能损害的患者禁用。

2.血浆置换使用方法

剂量为 1.0～1.5 倍总血浆容量，在 10～14 天进行 3～6 次置换，置换液可用健康人血浆或清蛋白。多于首次或第 2 次血浆置换后 2 天左右起效，作用可持续 1～2 个月。不良反应包括血钙降低、低血压、继发性感染和出血等。伴有感染的患者慎用血浆置换，宜在感染控制后使用，如血浆置换期间发生感染则要积极控制感染，并根据病情决定是否继续进行血浆置换。

静脉注射免疫球蛋白与血浆置换在严重重症肌无力中的疗效相当，但需注意的是使用静脉注射免疫球蛋白治疗后 4 周内不建议进行血浆置换，这可能影响静脉注射免疫球蛋白的效果。静脉注射免疫球蛋白在轻型重症肌无力或眼肌型重症肌无力患者中的疗效不确定，对于肌肉特异性受体酪氨酸激酶-重症肌无力，推荐使用血浆置换。此外，静脉注射免疫球蛋白还可用于难治性重症肌无力或者免疫抑制剂治疗有禁忌的重症肌无力患者。

(二)药物治疗

1.胆碱酯酶抑制剂——症状性治疗

最常用的胆碱酯酶抑制剂是溴吡斯的明，是治疗所有类型重症肌无力的一线药物，可缓解、改善绝大部分重症肌无力患者的临床症状。溴吡斯的明应当作为重症肌无力患者初始治疗的首选药物，依据病情与激素及其他非激素类免疫抑制联合使用。

使用方法:一般成年人服用溴吡斯的明的首次剂量为 60 mg(儿童根据具体年龄使用),口服,3～4 次/天,全天最大剂量不超过 480 mg。应根据重症肌无力患者对溴吡斯的明的敏感程度进行溴吡斯的明剂量的个体化应用,达到治疗目标时可逐渐减量或停药。溴吡斯的明的不良反应包括恶心、流涎、腹痛、腹泻、心动过缓及出汗增多等,妊娠期使用溴吡斯的明是安全有效的。

2.免疫抑制治疗

免疫抑制药物包括糖皮质激素和其他口服非激素类免疫抑制剂,如硫唑嘌呤、他克莫司、吗替麦考酚酯、环孢素、甲氨蝶呤及环磷酰胺。非激素类免疫抑制剂在糖皮质激素减量以及预防重症肌无力复发中发挥重要作用。值得注意的是目前尚无临床研究比较不同非激素类免疫抑制剂的疗效,因此,药物选择尚无统一标准,更多依赖临床医师的经验。

(1)糖皮质激素:目前仍为治疗重症肌无力的一线药物,可使 70%～80% 的患者症状得到明显改善。主要为口服醋酸泼尼松以及甲泼尼龙。

使用方法:醋酸泼尼松按体重 0.5～1.0 mg/(kg·d)清晨顿服,最大剂量不超过 100 mg/d(糖皮质激素剂量换算关系为 5 mg 醋酸泼尼松＝4 mg 甲泼尼龙),一般 2 周内起效,6～8 周效果最为显著。75% 的轻、中度重症肌无力患者对 200 mg 泼尼松具有很好反应,以 20 mg 起,每 5～7 天递增 10 mg,至目标剂量。达到治疗目标后,维持 6～8 周后逐渐减量,每 2～4 周减 5～10 mg,至 20 mg 后每 4～8 周减 5 mg,酌情隔天口服最低有效剂量,过快减量可致病情复发。

为避免口服大剂量激素,治疗初期与其他非激素类口服免疫抑制剂联用,可更快达到治疗目标。使用糖皮质激素期间必须严密观察病情变化,40%～50% 的患者在服药 2～3 周内症状一过性加重并有可能诱发肌无力危象,尤其是晚发型、病情严重或球部症状明显的患者,使用糖皮质激素早期更容易出现症状加重。因此,对上述患者应慎用糖皮质激素,可先使用静脉注射免疫球蛋白或血浆置换使病情稳定后再使用糖皮质激素,并做好开放气道的准备。长期服用糖皮质激素可引起食量增加、体重增加、向心性肥胖、血压升高、血糖浓度升高、白内障、青光眼、内分泌功能紊乱、精神障碍、骨质疏松、股骨头坏死、消化道症状等,应引起高度重视。及时补充钙剂和双膦酸盐类药物可预防或减轻骨质疏松,使用抑酸类药物可预防胃肠道并发症。

(2)硫唑嘌呤:与糖皮质激素联合使用,有助于激素减量以及防止疾病复发,作为乙酰胆碱受体-全身型重症肌无力及部分眼肌型重症肌无力的一线用药。

硫唑嘌呤起效较慢,多于服药后 3～6 个月起效,1～2 年后可达全效,可使 70%～90% 的重症肌无力患者症状得到明显改善。

使用方法:从小剂量开始,50 mg/d,每隔 2～4 周增加 50 mg,至有效治疗剂量为止[按体重儿童 1～2 mg/(kg·d),成人 2～3 mg/(kg·d),分 2～3 次口服],如无严重和(或)不耐受的不良反应,可长期服用。主要不良反应包括骨髓抑制(白细胞计数减少、贫血、血小板减少)、肝功损害、脱发、流感样症状及消化道症状等,多发生在启动治疗的 6 周左右。硫代嘌呤甲基转移酶表型或基因型检测可预测服用硫唑嘌呤过程中白细胞计数减少的风险。长期服用硫唑嘌呤,应密切监测血常规和肝肾功能,服药第 1 个月,每周监测血常规、肝功能和肾功能;服药后前 6 个月,应每个月监测血常规、肝功能和肾功能;此后每 3 个月监测血常规、肝功能和肾功能。若白细胞计数低于 $4.0×10^9$/L,应将硫唑嘌呤减量;若白细胞计数低于 $3.0×10^9$/L 或肝功能检测指标为正常值上限的 3 倍,应立即停药。

(3)他克莫司:与环孢素作用机制相似,通过抑制钙神经素发挥免疫调节作用,耐受性较好,肾毒性小。他克莫司适用于不能耐受激素和对其他免疫抑制剂有不良反应或对其疗效差的重症肌无力患者,特别是兰尼碱受体抗体阳性者。他克莫司起效快,一般 2 周左右起效,疗效呈剂量依赖性。

使用方法:3 mg/d,分 2 次空腹口服,或按体重 0.05～0.10 mg/(kg·d)。可于服药或者调整药物剂量 3～4 天后筛查血药浓度,理想谷浓度为 2～9 ng/mL。研究表明,他克莫司谷浓度≥4.8 ng/mL,92% 的患者可达到微小状态或更好状态。主要不良反应包括血糖水平升高、血镁降低、震颤、肝功能与肾功损害以及罕见的骨髓抑制。

(4)吗替麦考酚酯:作用机制同硫唑嘌呤,更安全,耐受性好,长期使用可使大多数患者达到微小状态或更好状态。

使用方法:起始剂量 0.5～1.0 g/d,分 2 次口服;维持剂量 1.0～1.5 g/d,症状稳定后每年减量不超过 500 mg/d,突然停药或快速减量可导致病情复发及恶化。吗替麦考酚酯不可与硫唑嘌呤同时使用。常见不良反应为恶心、呕吐、腹泻、腹痛等胃肠道反应,白细胞计数降低,泌尿系统感染以及病毒感染等。用药后的前 6 个月,每个月监测血常规及肝肾功,此后每 3 个月监测血常规及肝肾功能。吗替麦考酚酯具有致畸性,备孕或怀孕妇女禁用。

(5)环孢素:通过干扰钙调神经磷酸酶信号,抑制包括白细胞介素-2 和 γ-干扰素在内的促炎细胞因子分泌,从而发挥免疫抑制作用。3～6 个月起效,用于对激素及硫唑嘌呤疗效差或不能耐受其不良反应的患者。环孢素早期与激素联合使用,可显著改善肌无力症状,并降低血中乙酰胆碱受体抗体滴度,但肾毒性较大。

使用方法:按体重 2～4 mg/(kg·d)口服,使用过程中应监测血浆环孢素药物浓度,推荐血药浓度为 100～150 ng/mL,并根据浓度调整环孢素剂量。主要不良反应包括肾功损害、血压升高、震颤、牙龈增生、肌痛和流感样症状等。服药期间至少每个月监测血常规、肝功能与肾功能 1 次,严密监测血压。因环孢素肾毒性较大以及和其他药物之间存在相互作用,不作为首选推荐。

(6)环磷酰胺:用于其他免疫抑制剂治疗无效的难治性及伴胸腺瘤的重症肌无力,与激素联合使用可显著改善肌无力症状,并在 6～12 个月时使激素用量减少。

使用方法:成人每周静脉滴注 400～800 mg 或分 2 次口服 100 mg/d,直至总量 10～20 g,个别患者需要服用到 30 g;儿童按体重 3～5 mg/(kg·d),分 2 次口服(不超过 100 mg),症状好转后减量至 2 mg/(kg·d)。不良反应包括白细胞计数降低、脱发、恶心、呕吐、腹泻、出血性膀胱炎、骨髓抑制、致畸以及远期肿瘤风险等。每次使用前均需要复查血常规和肝肾功能。

(7)甲氨蝶呤:作为三线用药,用于其他免疫抑制剂治疗无效的难治性或伴胸腺瘤的重症肌无力。

使用用法:口服,每周 10 mg 起始,逐步加量至每周 20 mg,如不能耐受口服制剂产生的消化道不良反应,也可选择肌内注射制剂,一般肌内注射可使患者耐受更高的剂量。不良反应包括胃肠道反应及肝功能异常,可伴发口腔炎、皮疹、肺纤维化、白细胞计数降低。治疗时需同时添加叶酸 1 mg/d 预防口腔炎,并应密切关注骨髓抑制及肝功损害等不良反应。甲氨蝶呤有生殖致畸性,怀孕或备孕妇女禁用。

(三)靶向生物制剂治疗

目前临床上用于重症肌无力治疗的靶向生物制剂包括已经被美国食品和药物监督管理局批准使用的靶向补体的依库珠单抗,以及适应证外用药的靶向 B 细胞的利妥昔单抗。此外,一些靶向免疫系统不同组分的生物制剂仍在临床前研究,如靶向 B 细胞激活因子的贝利尤单抗和靶向新生儿 Fc 受体的艾加莫德等。

1.靶向 B 细胞治疗

利妥昔单抗为人鼠嵌合的单克隆抗体,通过靶向 B 细胞膜分子 CD20 实现特异性清除 B 细胞,用于对激素和免疫抑制剂疗效差的难治性乙酰胆碱受体-全身型重症肌无力,特别是肌肉特异性受体酪氨酸激酶-重症肌无力,对部分乙酰胆碱受体-重症肌无力有效,利妥昔单抗用药方案目前尚无统一标准,通常为诱导治疗序贯维持治疗。临床推荐诱导方案包括标准方案及低剂量方案。

(1)标准方案:诱导剂量按体表面积 375 mg/m^2,间隔 1 周给药 1 次,连续给药 4 周,序贯给药 1 g,间隔 2 周治疗 1 次,共 2 次。

(2)低剂量方案:按体表面积 375 mg/m^2,间隔 2 周给药 1 次,共 2 次或(100+500)mg 单次治疗,维持剂量为按体表面积 375~750 mg/m^2。通常在给药后第 4 周,患者外周血 B 细胞比例可降至 0,每次给药为 1 个循环,作用可维持 6 个月,6 个月后 B 细胞开始爬升。维持治疗更多为经验性治疗,有医师建议临床复发时追加利妥昔单抗治疗,也有医师建议每隔 6 个月给予 1 次利妥昔单抗治疗。CD27$^+$记忆 B 细胞的监测有助于判断疾病复发以及指导利妥昔单抗追加给药。利妥昔单抗主要不良反应包括发热、寒战、支气管痉挛、白细胞计数降低、血小板减少和进行性多灶性白质脑病等。

2.补体抑制剂治疗

补体在乙酰胆碱受体-重症肌无力发病中发挥着重要作用。依库珠单抗为靶向补体级联反应的关键组分补体 C5 的人源化单克隆抗体,可有效抑制 C5 激活。一项关于依库珠单抗在重症肌无力有效性及安全性的Ⅲ期临床研究以及其开放性扩展研究显示,依库珠单抗对其他免疫抑制治疗无效的乙酰胆碱受体抗体阳性乙酰胆碱受体-全身型重症肌无力有显著疗效,56%的患者可达到微小状态或药物缓解。

Zilucoplan 为另一类靶向补体 C5 的大环肽类新型抑制剂,可特异性结合 C5,阻止 C5 裂解为 C5a 和 C5b,同时可阻止 C5b 和 C6 的结合,双重作用可有效阻止补体级联反应。与依库珠单抗不同的是,Zilucoplan 是一种可以自我给药的皮下注射制剂。研究表明,Zilucoplan 可使中重度乙酰胆碱受体-全身型重症肌无力症状得到快速且持续的缓解。

3.其他生物制剂治疗

(1)贝利尤单抗:以靶向 B 细胞激活因子为靶点的人源化免疫球蛋白 G1-λ 单克隆抗体,靶向 B 细胞激活因子在 B 细胞激活、成熟及存活中发挥关键作用。贝利尤单抗能够清除所有的浆细胞、激活 B 细胞及天然 B 细胞,但不能清除记忆 B 细胞。一项观察贝利尤单抗在乙酰胆碱受体-重症肌无力或肌肉特异性受体酪氨酸激酶-重症肌无力有效性的二期、随机双盲安慰剂对照研究结果显示,接受贝利尤单抗治疗组在 12~24 周症状达到持续缓解的比例较安慰剂组更高。

(2)艾加莫德:靶向新生儿Fc受体的抗体片段,其与新生儿Fc受体的亲和力超过正常免疫球蛋白G抗体的Fc部分,艾加莫德通过与新生儿Fc受体结合,阻断免疫球蛋白G循环,导致引起自身免疫性疾病免疫球蛋白G抗体的快速消耗。艾加莫德在重症肌无力治疗中的二期临床试验已经完成,与安慰剂比较,艾加莫德可明显改善重症肌无力临床症状;关键性Ⅲ期临床试验结果显示,67.7%接受艾加莫德治疗的乙酰胆碱受体-全身型重症肌无力患者达到治疗终点。

(四)胸腺切除

1.合并胸腺瘤重症肌无力

合并胸腺瘤的重症肌无力应尽早行胸腺切除手术,经胸骨正中入路扩大胸腺切除已成为治疗胸腺瘤及合并胸腺增生重症肌无力的标准手术方式。扩大胸腺切除指的是在不损伤喉神经、左侧迷走神经及膈神经的前提下,安全切除肿瘤及异位的胸腺组织。异位胸腺组织大多数存在于前纵隔脂肪中,除此之外,还包括位于包膜、侧甲及横膈膜的脂肪组织。

2.非胸腺瘤眼肌型重症肌无力

对其他治疗无效的眼肌型重症肌无力患者可行胸腺切除,缓解率为6%～50%。一项研究回顾性分析了110例行胸腺切除的眼肌型重症肌无力患者,术后随访33.5个月,84.6%的患者达到了完全缓解。一项荟萃分析显示,非胸腺瘤眼肌型重症肌无力可从胸腺切除获益,该疗效需多中心随机对照研究进一步证实。

3.非胸腺瘤乙酰胆碱受体-全身型重症肌无力

针对非胸腺瘤乙酰胆碱受体-全身型重症肌无力,在疾病早期行胸腺切除可减少其他免疫抑制剂的使用。一项首个全球多中心随机对照研究发现,胸腺切除可长期改善乙酰胆碱受体-全身型重症肌无力的临床症状,有助于激素减量和减少合并使用硫唑嘌呤等免疫抑制剂,而肌肉特异性受体酪氨酸激酶-重症肌无力不推荐行胸腺切除。胸腺切除起效时间为6～24个月,部分重症肌无力患者经胸腺切除后可完全治愈,也有部分重症肌无力患者胸腺切除后仍需长期免疫抑制治疗。

胸腺切除方式包括经典的经胸骨正中胸腺切除以及近年来广泛应用的微创手术切除胸腺,如电视辅助胸腔镜及"达芬奇"系统机器人。微创手术已成为胸腺切除的主流术式,与开胸手术相比,微创手术创伤小,住院时间短,止痛药物使用少,创口外观处理效果更美观。目前尚无这2种术式的随机对照比较研究。胸腺切除需在患者病情相对稳定,能够耐受手术的情况下进行。若症状严重,除非怀疑高度恶性胸腺瘤者外,可先给予相应治疗,待病情稳定后再行手术,有助于减少、防止术后肌无力危象的发生。

(五)自体造血干细胞移植

自体造血干细胞移植在重症肌无力中的研究仅为小样本患者研究,国内有学者使用体外纯化的自体外周血 CD34$^+$ 细胞移植,治疗 5 例难治性重症肌无力,结果显示患者远期疗效好,耐受性良好。一项单中心研究对 7 例行自体造血干细胞移植治疗的难治性重症肌无力进行了长达 12 年随访,所有患者均不需要服用任何药物,即可达到完全缓解。自体造血干细胞移植有望成为重症肌无力治疗的重要手段之一,尤其是难治、复发重症肌无力患者。

(六)其他治疗

对于眼睑下垂者,可采用眼睑支架或胶带,也可以通过手术来改善,眼肌手术对长期固定性斜视可能有效。

第十一章　克-雅病

一、概述

克-雅病又称亚急性海绵状脑病或皮质-纹状体-脊髓变性，是一种罕见的致命性中枢神经系统退行性疾病。

克-雅病按病因可分为散发型克-雅病、遗传型克-雅病、获得型克-雅病（包括医源型克-雅病和变异型克-雅病）。其中散发型克-雅病最为常见，约占 85%；遗传型克-雅病在同系血缘亲属中具有聚集发病的现象，其确诊依赖朊粒蛋白基因检测出特定致病位点突变，占 5%～15%；其余为获得型克-雅病。按照国际发病率(1～2)/100 万计算，我国克-雅病每年发病 1 400～2 800 例。截至目前，我国尚无获得型克-雅病的患者报告。

导致克-雅病的病原体是朊病毒，即羊瘙痒病朊粒蛋白，其主要成分是蛋白质聚集体，不含核酸，不能进行自我复制，感染可使中枢神经细胞表面表达异常细胞朊粒蛋白，后者沉积在脑组织内形成斑块，致使神经细胞死亡和星形胶质细胞增生而形成海绵状脑病。正常脑组织存在少量的细胞朊粒蛋白，但其功能尚不明确。细胞朊粒蛋白和羊瘙痒病朊粒蛋白由位于人类染色体的 20p13 上的朊粒蛋白基因编码。羊瘙痒病朊粒蛋白出现的原因主要有朊粒蛋白基因自身突变、翻译错误或感染外源的羊瘙痒病朊粒蛋白。遗传型克-雅病为常染色体显性遗传，最常见的突变位点是 102 密码子和 200 密码子。医源性克-雅病主要是医学治疗后感染致病性细胞朊粒蛋白所致，感染途径主要有硬脑膜移植、角膜移植、经肠道外给予人生长激素制剂和埋藏未充分消毒的脑电极等。对于散发型克-雅病的传播途径暂时尚不明确。

二、临床表现与病变定位

克-雅病患者临床表现具有显著异质性，即使在同一家系相同致病位点所致的遗传型克-雅病患者也存在个体间差异。

(一)典型临床症状

1.皮质受累症状

(1)认知障碍:最常见的临床表现。患者早期常表现为记忆力减退,判断力、注意力下降等,随疾病进展多数患者在数月内进展为痴呆。快速进展性痴呆是克-雅病患者最常见的特征性症状,至疾病晚期,患者可表现为无动性缄默、去皮质强直等。

(2)肌阵挛:特征性表现之一,尤其是声光或皮肤触碰诱发的肌阵挛,但在疾病早期或晚期如痴呆症状较为明显时,可无肌阵挛。

(3)精神症状:发病初期可有轻微的精神异常,如情感淡漠或兴趣下降,但仍保持相对正常的社会功能。随着疾病的进展,患者逐渐出现如抑郁、焦虑、易激惹、人格改变、脱抑制、幻觉、妄想等精神症状。

(4)视觉障碍:表现为视力下降或视物模糊、视野缺损、视物变形(如视物显小/大症、色觉障碍等)、视物成双、皮质盲、安东综合征等。部分克-雅病患者在疾病早期仅表现为孤立性视觉症状,在随后的几个月内出现其他典型症状。

(5)痫性发作:常见的发作形式包括局灶性运动性发作和全面性发作,多于疾病晚期出现,也有极少部分患者以持续性部分性癫痫或非惊厥癫痫持续状态为主要症状。

2.小脑受累症状

患者常表现为步态不稳,体格检查可见共济失调和眼球震颤。少部分患者可表现为孤立性共济失调,至疾病晚期才出现认知障碍及其他症状。

3.锥体外系症状

患者可表现为动作迟缓、肢体震颤和肌强直。在我国克-雅病患者中,以肌强直症状最常见,其他症状依次为运动迟缓、肢体震颤。

4.锥体系症状

大多数患者会出现皮质脊髓束受累的征象,包括反射亢进、病理征阳性以及痉挛等表现。

(二)非典型临床症状

克-雅病的非典型症状包括言语障碍、头晕、头痛、睡眠障碍(如嗜睡、失眠)、肢体麻木或无力、自主神经功能障碍、肌萎缩、假性延髓性麻痹、脑神经病变(如动眼神经、三叉神经、前庭窝神经损害)、周围神经病变、肌张力异常(如舞蹈症、眼睑痉挛、手足徐动症)等。30%左右的克-雅病患者以非典型临床症状作为首发症状,其中以头晕和睡眠障碍最为常见。部分克-雅病可模仿其他中枢神经系统退行性改变,症状类似于阿尔茨海默病、亨廷顿病、额颞叶痴呆、皮质基底节变性和进行性核上性眼肌麻痹等。

三、辅助检查

(一)实验室检查

现有证据表明,血液学检查对于克-雅病的诊断价值有限,但脑脊液检查对于克-雅病诊断和鉴别诊断具有重要意义。

1.实时震动诱导蛋白扩增检查

实时震动诱导蛋白扩增检查是一种通过蛋白扩增来检测样本中极微量蛋白的临床检验方法。脑脊液、皮肤羊瘙痒病朊粒蛋白-实时震动诱导蛋白扩增阳性对克-雅病的诊断和鉴别诊断具有十分重要的意义,在国外的克-雅病诊断标准中,其诊断证据级别仅次于病理学检查。实时震动诱导蛋白扩增在克-雅病的诊断中,其敏感度和特异度分别为73%~96%和99%~100%。对于伴有进展性神经精神症状的患者,若实时震动诱导蛋白扩增阳性,则很大可能为克-雅病。但在不同的克-雅病亚型中,实时震动诱导蛋白扩增的诊断效能有所差异。

皮肤病理学诊断是当前诊断神经退行性疾病的趋势和方向之一。应用皮肤样本进行实时震动诱导蛋白扩增检测对于该疾病的诊断也具有重要的意义,且可能具有更高的敏感度。因此,对于脑脊液实时震动诱导蛋白扩增阴性或存在腰椎穿刺禁忌证时,可考虑进行皮肤实时震动诱导蛋白扩增。皮肤活体组织检查术应由有经验的临床医师进行,活体组织检查部位可选择耳后、手臂内侧、大腿内侧、下背部以及腹部皮肤等部位,取样深度应达到皮肤真皮层,操作过程中尽量使用一次性器械和用品。

2.脑脊液检查和生化检查

克-雅病患者的脑脊液检查和生化检查基本正常,约40%的患者脑脊液蛋白水平可轻微升高,该特征有助于与感染性疾病(如病毒性脑炎)和自身免疫性疾病(如副肿瘤性和自身免疫性脑炎)等相鉴别。

3.14-3-3 蛋白检查

14-3-3 蛋白是诊断克-雅病常用的生物标志物之一,但 14-3-3 蛋白检查对克-雅病的诊断缺乏特异性,在其他神经退行性疾病、中枢神经系统感染、脑血管病等疾病中均可呈阳性结果。在我国已报告的克-雅病文献中,脑脊液 14-3-3 蛋白

的阳性率为 34.1%～74.1%。数据汇总显示,脑脊液 14-3-3 蛋白阳性率为
56.0%。荟萃分析发现,脑脊液 14-3-3 蛋白检查诊断克-雅病的敏感度和特异度
分别为 92% 和 80%。但在疾病早期,脑脊液 14-3-3 蛋白检查敏感度不高且在不
同类型的克-雅病中,敏感度有所差异。当具有克-雅病典型临床症状时,脑脊液
14-3-3 蛋白检查阳性支持克-雅病的诊断。

4.tau 蛋白检查

多数克-雅病患者脑脊液总 tau 蛋白水平显著升高,磷酸化 tau 蛋白水平不
升高或升高不明显。在克-雅病的诊断中,总 tau 蛋白敏感度和特异度均约为
90%。此外,在克-雅病患者中,磷酸化 tau 蛋白与总 tau 蛋白比值显著下降,有
助于与其他神经退行性疾病相鉴别。

5.其他生物标志物

研究发现,神经丝轻链蛋白、S100b、α-突触核蛋白以及神经元特异性烯醇化
酶等在克-雅病的诊断和鉴别诊断中亦有重要价值,但需进一步验证。

(二)脑电图检查

脑电图检查可以为克-雅病的诊断提供较可靠的依据。在疾病初期,脑电图
检查常表现为基本节律的慢化;在疾病终末期,脑电图检查可表现为低平脑电图
活动或 α 样波。典型脑电图检查表现为实时周期性尖锐复合波,多在疾病中晚
期出现。这种波形具有以下特征:每个综合波持续 100～600 毫秒,短周期(其间
间隔 0.5～2.0 秒,约 1 次/秒),且至少有 5 个重复的综合波(每个综合波时程差
别需<500 毫秒)。在我国克-雅病患者中,实时周期性尖锐复合波的出现率为
17.2%～65.3%。数据汇总显示,平均病程为 3 个月时,实时周期性尖锐复合波
出现率为 49.3%。在克-雅病诊断中,实时周期性尖锐复合波的敏感度和特异度
分别约为 64% 和 91%。

(三)影像学检查

1.头颅 MRI 检查

头颅 MRI 检查是诊断克-雅病的重要手段之一,绝大多数克-雅病患者可观
察到特征性改变,即弥散加权成像或液体衰减反转恢复序列上出现至少 2 个皮
质区域(额、颞、顶、枕)和(或)基底节区(尾状核和(或)壳核)高信号。在我国克-
雅病患者中,头颅弥散加权成像或液体抑制反转恢复序列上高信号的发生率为
83.3%～96%,皮质高信号更常见。数据汇总显示,头颅弥散加权成像/液体抑
制反转恢复序列异常高信号发生率为 90.6%,符合至少 2 个皮质区及基底节区

高信号的发生率分别为 74.3% 和 34.1%。在克-雅病的诊断中，弥散加权成像/液体抑制反转恢复序列高信号具有高敏感度（92%）与特异度（97%）。多数患者在首次就诊时，头颅 MRI 检查便已出现异常高信号且这种异常高信号可先于首发症状数个月出现。在弥散加权成像时，由于 T_2 穿透效应的影响，可能会造成弥散加权成像假阳性表现（常见部位如额叶、颞极、边缘叶），此时需结合表观弥散系数图成像共同分析。

2.放射性核素检查

放射性核素检查包括单光子发射计算机体层摄影、^{18}F-氟代脱氧葡萄糖正电子发射体层摄影。对于克-雅病患者，单光子发射计算机体层摄影和 ^{18}F-氟代脱氧葡萄糖正电子发射体层摄影显示为广泛皮质和（或）基底节区低灌注或低代谢，这与自身免疫性脑炎引起的局部高灌注或高代谢不同，该特征有助于与其他疾病的鉴别。此外，与 MRI 检查所示结构性异常相比，放射性核素检查能更早地发现灌注或代谢异常。数据汇总显示，头颅 ^{18}F-氟代脱氧葡萄糖正电子发射体层摄影提示皮质或基底节区低代谢发生率为 97.3%，皮质和基底节低代谢发生率分别为 89.0% 和 27.4%。

(四)朊粒蛋白基因检测

常见的遗传型克-雅病致病性突变位点，包括 *P105T*、*G114V*、*R148H*、*D178N-129VV*、*V180I*、*T183A*、*T188A/K/R*、*E196A/K*、*E200K/G*、*V203I*、*R208H*、*V210I*、*E211Q*、*A224V*、*M232R*、1～7 个八肽重复区插入以及 2 个八肽重复区缺失。此外，朊粒蛋白基因第 129 位密码子上的蛋氨酸-缬氨酸多态性和第 219 位密码子上谷氨酸-赖氨酸多态性，不仅影响遗传型克-雅病患者的疾病表型，也影响散发型克-雅病的疾病易患性及临床特征。在国外遗传型克-雅病患者中，朊粒蛋白基因致病性突变位点以 *E200K*、*V210I*、*D178N-129VV* 最为常见，第 129 位氨基酸蛋氨酸/蛋氨酸、蛋氨酸-缬氨酸和缬氨酸/缬氨酸基因型分别占 66%～74%、11.0%～25.8%、6.3%～16.0%；而在健康人群中，蛋氨酸/蛋氨酸、蛋氨酸-缬氨酸和缬氨酸/缬氨酸基因型分别占 39%、50%、11%。而在我国遗传型克-雅病数据汇总中，朊粒蛋白基因致病性突变位点以 *T188K*、*E200K*、*G114V* 更为常见，第 129 位氨基酸蛋氨酸/蛋氨酸、蛋氨酸-缬氨酸和缬氨酸/缬氨酸基因型分别占 97.9%～100.0%、2.1%、0；在健康汉族人群中，第 129 位氨基酸为蛋氨酸/蛋氨酸、蛋氨酸-缬氨酸和缬氨酸/缬氨酸基因型分别占 94%、6%、0。由于朊粒蛋白基因致病位点的不完全显性、新生突变等原因，约 68% 的遗传型克-雅病患者具有阳性家族史，但不同致病位点的阳性家族史具有显著差异,如在 *V201I* 遗传型克-雅病患者中,阳性家族史仅有 10％左右。数据汇总显示,46％的克-雅病患者进行了朊粒蛋白基因检测,阳性率为 9.0％,在这部分遗传型克-雅病患者中,阳性家族史仅占 2/13。*T188K*、*E200K* 作为我国常见的遗传型克-雅病致病性突变位点,其阳性家族史比例分别为 37.5％和 13.3％。

(五)活体组织检查

通过活体组织检查脑组织切片,应用免疫印迹试验和免疫组织化学方法检测脑组织羊瘙痒病朊粒蛋白,是唯一的朊病毒特异性检测方法。脑组织镜下可见神经元丢失、星形胶质细胞增生、海绵状变性或羊瘙痒病朊粒蛋白阳性的淀粉样斑块沉积。但由于羊瘙痒病朊粒蛋白在脑内沉积的部位不同,导致脑活体组织检查的敏感度较低(20％～60％)。虽然组织病理学可明确诊断克-雅病,但大多数患者无须进行脑活体组织检查,进行脑活体组织检查的主要目的是排除其他可治疗的病因,而不是为细胞朊粒蛋白病提供明确证据。

四、治疗

目前主要针对该病可能的传播途径采取措施进行预防,尚无特殊有效的治疗方法。临床主要给予对症支持治疗,如抗惊厥药、抗肌阵挛药、抗精神病药物,加强营养支持,以及并发症的防治,如肺部感染、泌尿系统感染、压疮等。目前,细胞朊粒蛋白向羊瘙痒病朊粒蛋白的转化机制是细胞朊粒蛋白病研究的重点,阐明这种转化机制,有助于找到更敏感、特异的诊断方法和治疗方法。

第十二章　多发性硬化

一、概述

多发性硬化是一种以中枢神经系统白质炎性脱髓鞘为主要特点的自身免疫性疾病,该病多在成年早期发病,临床特征是病灶部位的多发性和时间上的多发性,表现为反复发作的神经功能障碍,多次缓解复发。不同多发性硬化患者有不同的临床病程,可为复发型或进展型,残疾程度可重可轻,病灶可在中枢神经系统多部位分布,也可相对局限于脊髓和视神经,最常累及的部位为脑室周围白质、视神经、脊髓、脑干和小脑。

(一)流行病学

1.性别差异与年龄特征

女性和男性的发病率之比约为 1.8:1。近年来流行病学研究表明,女性和男性之间的多发性硬化发病率比例逐渐加大。复发-缓解型多发性硬化常见于女性,而男性多为进展型。女性平均发病年龄在 18～30 岁,男性平均发病年龄在 30～40 岁。

2.患病率

全球共有 200 万～250 万多发性硬化患者,根据全球范围内多发性硬化的分布情况,可将多发性硬化患病率划分成 3 个类别,分别为高患病率,如北欧和北美地区;中患病率,如南欧和美国南部地区;低患病率,如亚洲和南美地区。

3.地理分布

多发性硬化患病率存在地理差异,与纬度的关系呈双峰曲线。赤道附近患病率低,南、北半球随着纬度的增高患病率上升;至 50°～60°时,患病率随纬度的上升而下降。

4.遗传易感性

北欧的高加索人种和具有苏格兰血统的人种患病率高,多发性硬化发病具有遗传易感性,普通高加索人群多发性硬化的危险度约为 1/1 000,而多发性硬化患者一级亲属的危险度增加至 2%～4%。

(二)发病机制

多发性硬化可能是遗传易患个体与环境因素相互作用而发生的疾病,其发病可能与多种因素有关,列举如下。

1.病毒感染

在患者血清和脑脊液中可检测到多种病毒抗体的滴度升高,如人类疱疹病毒-6、内源性逆转录病毒、单纯疱疹病毒、水痘-带状疱疹病毒、巨细胞病毒等。病毒感染后可能通过分子模拟机制,启动其邻近的多发性硬化易患基因而致病。但是,有关多发性硬化与病毒关系的研究结果大多数是间接的,其与多发性硬化的确切关系尚待进一步确证。

2.自身免疫反应

大多数多发性硬化患者脑脊液-免疫球蛋白 G 指数或 24 小时合成率增高,脑脊液中可检出寡克隆免疫球蛋白 G 带。自然界生物致病源中某些抗原与中枢神经系统髓鞘素蛋白或少突胶质细胞的抗原相同,氨基酸序列与神经髓鞘组分的多肽序列相同或相近,病毒感染后体内 T 细胞激活,产生抗病毒抗体,与神经髓鞘多肽片段发生交叉反应引起脱髓鞘病变。

3.遗传因素

多发性硬化表现出一定程度的家族聚集现象。一项对多发性硬化进行基因组扫描的研究结果提示,多发性硬化的发病依赖于多个基因独立的或累积的效应。多发性硬化与人类白细胞抗原有关,有学者认为,多发性硬化患者可能是对环境中某种致病因子产生特异的易感性并以这种形式遗传该病。

4.环境因素

多发性硬化的发病率与纬度高低、气候是否寒冷有关。

(三)病理改变

多发性硬化发病基础是对髓鞘及髓鞘样抗原免疫耐受的破坏,特征性病变是中枢神经系统小静脉周围炎性病变,导致脱髓鞘病变、轴突破坏、神经元变性、星形胶质细胞胶质增生。炎性浸润物含有淋巴细胞,以 $CD8^+$ T 细胞为主,也有少量的 B 细胞和浆细胞,且进展期的多发性硬化中 B 细胞和浆细胞的比例较复发-缓解型多发性硬化症高。$CD8^+$ T 细胞、$CD4^+$ 辅助 T 细胞、$CD4^+$ Th17 和 B 细胞参与免疫过程,绝大多数细胞因子由 T 辅助细胞产生,如白细胞介素-1、肿瘤坏死因子、γ-干扰素、白细胞介素-12、白细胞介素-17、白细胞介素-18 等,其与粒细胞-巨噬细胞集落刺激因子是促炎细胞因子,白细胞介素-4、白细胞介素-10、白细胞介素-13、干扰素-α 和转化生长因子-β 是抗炎细胞因子,这些细胞因子功能的失调导致促炎和炎症抑制功能之间的不平衡,在自身免疫性疾病的发展中具有重要作用。

多发性硬化患者的 T 细胞可以识别髓鞘碱性蛋白和髓鞘少突胶质糖蛋白等髓鞘蛋白,可导致脱髓鞘、少突胶质细胞和轴突损伤。同时,星形胶质细胞可能在肿瘤坏死因子对少突胶质细胞前体的毒性作用中发挥作用。B 细胞可以通过分泌针对少突胶质细胞的致病性抗体,直接参与脱髓鞘过程,但 T 细胞和 B 细胞对疾病是否有直接激活作用仍不清楚。在疾病早期轴突保存相对较好,随着疾病进展会发生不可逆轴突损伤,但是在疾病各个阶段都可以看到髓鞘再生,虽然多发性硬化有疾病分型,但是在各个亚型之间没有独特的病理组织学差异,病理变化是一个连续的过程,病情发展为慢性、进行性的,最终导致累积性的运动和认知障碍。

二、临床表现与病变定位

多发性硬化的发病年龄主要在 10～50 岁,平均年龄在 30 岁,其中女性患者是男性患者的 2 倍。半数患者在发病前有一定诱因,最常见者为上呼吸道感染及着凉,急性或亚急性起病,80% 的患者为复发-缓解病程。通常早期恢复较好,以后每次复发均会残留部分症状和体征,逐渐积累而使病情加重。少数患者呈缓慢阶梯式进展,无明显缓解而逐渐加重。

(一)首发症状

由于多发性硬化脱髓鞘先后累及的病变部位不同,如视神经、侧脑室周围白质、小脑、脑干、脊髓,引起的临床首发症状也不同。常见的首发症状有肢体无力、腱反射异常、感觉异常、共济失调、发作性症状等。

(二)常见症状和体征

1.运动系统

肢体无力最常见,约 50% 的患者首发症状为 1 个或多个肢体的无力。运动障碍一般下肢比上肢明显,可为偏瘫、截瘫或四肢瘫,由皮质脊髓束损害引起的痉挛性瘫痪常左右不对称。腱反射早期正常,以后可发展为亢进,腹壁反射消失,病理反射阳性。

2.感觉系统

脊髓后索或脊髓丘脑束病变以及脑干、大脑的感觉传导路径受累引起感觉异常。浅感觉障碍表现为肢体、躯干或面部针刺感、麻木感,异常的肢体发冷、蚁走感、瘙痒感、尖锐烧灼样疼痛以及定位不明确的感觉异常。疼痛作为早期症状也较为常见,多见于背部、小腿部与上肢,可能与脊髓神经根部的脱髓鞘病灶有关,具有显著特征性。被动屈颈时会诱导出自后颈部向下,放射至背部和四肢的刺痛感或闪电样感觉,称为莱尔米特征,是多发性硬化特征性的症状之一。

3.脑神经

视神经损害为多发性硬化最常见及早期症状之一,常表现为急性视神经炎或球后视神经炎,一侧或双侧视力下降或丧失,视野缺损或同向性偏盲。核间性眼肌麻痹是多发性硬化的重要体征之一,表现为患者双眼向病变对侧注视时,患侧眼球不能内收,对侧眼球外展时伴有眼球震颤,双眼内聚正常,提示内侧纵束受累。在多发性硬化的病程中,其主要的症状体征如下。

(1)共济失调:患者有不同程度的共济运动障碍,可为首发症状,以四肢为主,伴有轻度的意向性震颤,有时为躯干性共济失调,可伴有或不伴有构音障碍。病变累及小脑或脑干小脑通路时,可见到查科三联征,即眼球震颤、意向性震颤、吟诗样语言。

(2)发作性症状:包括构音障碍、共济失调、单肢痛性发作、感觉迟钝、面肌痉挛、闪光、阵发性瘙痒和强直性发作等,一般可持续数分钟,有时1天之内可反复发作。其中局限于肢体或面部的强直性痉挛,常伴放射性异常疼痛,亦称痛性痉挛,发作时一般无意识丧失和脑电图异常。此外,多发性硬化还可伴有周围神经损害或其他自身免疫性疾病,如干燥综合征、重症肌无力等,发病机制可能是由于机体的免疫调节障碍引起多个靶点受累。

(3)精神症状:在多发性硬化患者中较常见,大脑半球尤其是额叶有广泛病灶时出现精神症状,多表现为抑郁、易怒和脾气暴躁,部分患者出现欣快、兴奋,也可表现为淡漠、嗜睡、强哭强笑、记忆力减退、认知力缺乏等。

(4)其他症状:脊髓横贯性损害或圆锥部病变时,可引起二便及性功能障碍。膀胱功能障碍包括尿频、尿急、尿潴留、尿失禁。

(三)临床分型

根据临床病程,多发性硬化可分为5种类型,见表12-1。

表 12-1　多发性硬化的临床分型

分型	临床特点
复发-缓解型	最常见,约占全部患者的85%,可有完全缓解或改善后留有轻微的后遗症,2次复发期间病情稳定,对治疗反应佳,约50%的患者转变为继发进展型
原发进展型	起病后症状渐进性恶化,对治疗反应差
继发进展型	复发-缓解型患者出现渐进性恶化,伴或不伴有急性复发
进展复发型	少见,发病后病情逐渐进展,并间有复发,无缓解期
良性型	病程呈自发缓解,预后良好

三、辅助检查

(一)脑脊液检查

1.压力和外观

多发性硬化患者腰椎穿刺压力多正常,脑脊液外观无色透明。

2.单核细胞计数

单核细胞计数可正常或轻度升高,一般不高于 $15 \times 10^6 / L$,如超过 $50 \times 10^6 / L$ 则多发性硬化可能性很小。

3.生化检查

糖和氯化物水平正常,约75%的患者脑脊液蛋白含量正常,约25%患者含量由轻度到中度升高,其中以免疫球蛋白水平升高为主,蛋白含量升高与鞘内免疫反应、血-脑屏障破坏有关。

4.细胞学检查

细胞学检查可发现免疫活性细胞,如激活型淋巴细胞、浆细胞和激活型单核细胞。发作间期细胞学检查可完全正常。

5.鞘内免疫球蛋白 G 合成检测

脑脊液中免疫球蛋白水平升高,主要是免疫球蛋白 G 水平升高。鞘内免疫球蛋白 G 合成的检测是临床诊断多发性硬化的重要指标。

(1)免疫球蛋白 G 指数:70%～75%的患者该指数增高,提示脑脊液-免疫球蛋白 G 主要为鞘内合成,血-脑屏障相对完整。

(2)免疫球蛋白 G 寡克隆带:等电聚焦方法发现脑脊液中存在血清中没有的免疫球蛋白 G 寡克隆带(提示寡克隆免疫球蛋白 G 是鞘内合成)是重要的诊

断指标,但脑脊液寡克隆免疫球蛋白 G 带并非多发性硬化特有,也可见于中枢神经系统感染、结缔组织病并发中枢神经系统损害、肿瘤及其他脱髓鞘疾病。

(二)电生理检查

电生理检查的目的是检测出相应神经通路的亚临床病灶,协助早期诊断,还可以判断病情变化。但神经电生理改变缺乏特异性,应结合临床全面分析。

1.视觉诱发电位检查

视觉诱发电位检查主要表现为各波峰潜伏期延长,也可出现单纯 P100 延长、波幅降低、波形改变甚至消失等,其中波峰潜伏期延长较典型。53%~75%的多发性硬化患者虽无视觉障碍,却有视觉诱发电位异常改变,提示视觉诱发电位检查能早期发现亚临床病灶,有较大的辅助诊断价值。

2.脑干听觉诱发电位检查

脑干听觉诱发电位检查多为Ⅲ~Ⅴ峰潜伏期延长,Ⅴ波波峰降低,脑干听觉诱发电位检查阳性率为 21%~26%。也可提供亚临床病变的客观依据,有助于早期诊断。

3.体感诱发电位检查

体感诱发电位检查表现为潜伏期延长或波形改变。下肢异常体感诱发电位检出率高于上肢,可能与下肢的传导通路长、病灶多发生于颈髓和上胸段有关。

(三)影像学检查

1.CT 检查

多发性硬化患者常规 CT 检查多正常,只有在较大病灶才能见到低密度影,阳性率仅为 13%~49%,对比增强扫描阳性率可在 36%~60%。CT 检查对视神经、脑干和脊髓的病灶敏感性不高。

2.常规 MRI 检查

(1)侧脑室周围类圆形或融合性斑块,呈长 T_1、长 T_2 信号,大小不一,常见于侧脑室前角与后角周围,融合性斑块多累及侧脑室体部旁;这些脑室旁病灶呈椭圆形或线条形,垂直于脑室长轴,与病理上病灶沿脑室周围的小静脉放射状分布相符合。这种病灶垂直于脑室壁的特点称为直角脱髓鞘征,是多发性硬化特征性表现之一。

(2)半卵圆中心、胼胝体的类圆形斑块,脑干、小脑和脊髓的斑点状不规则斑块,呈长 T_1、长 T_2 信号;脊髓病灶以颈胸段多见,多分布于脊髓外周的白质部分,病灶直径>3 mm,但长度很少超过 2 个椎体节段,脊髓肿胀不明显。

（3）多数病程长的患者可伴有脑室系统扩张、脑沟增宽等脑白质萎缩征象。急性和亚急性病灶通常显示 T_1 钆增强病灶，提示最近炎症活动、血-脑屏障破坏。

3.弥散加权成像检查

弥散加权成像检查急性期多发性硬化斑块表现为表观弥散系数升高，与血-脑屏障的功能障碍、小静脉周围间隙的增宽以及髓鞘脱失有关；亚急性或慢性斑块表观弥散系数中等程度升高。在 T_1WI 的信号强度与表观弥散系数之间存在明显负相关，即在 T_1WI 病灶信号越低，其表观弥散系数越高，多发性硬化病灶的破坏程度越重，而所谓的"黑洞"有最高的表观弥散系数，意味着基质的破坏和轴突的丢失造成组织的严重破坏。在 T_1WI 等信号病灶的表观弥散系数一般比低信号病灶的表观弥散系数低，融合病灶的表观弥散系数高于单个分散病灶表观弥散系数，结节性强化病灶表观弥散系数低于环形强化病灶的表观弥散系数。多发性硬化患者脑内表观正常白质区已出现表观弥散系数升高，提示存在隐匿性髓鞘脱失和轴突的变性。

4.弥散张量成像检查

弥散张量成像检查可以更加准确地鉴别急慢性病灶。在多发性硬化超急性期，由于再髓鞘化、炎性细胞浸润和髓鞘崩解产物，可导致扩散降低，即平均扩散率降低、各向异性分数增高。急性期病灶，由于血管源性水肿、脱髓鞘、轴突脱失，使扩散增加，平均扩散率明显增加、各向异性分数明显降低。慢性期病灶，组织丢失会使平均扩散率增加、各向异性分数降低，同时神经胶质增生和轻度的炎性反应使平均扩散率稍降低、各向异性分数稍升高，但总的扩散特点仍表现为平均扩散率值升高，各向异性分数值下降，不如急性期明显。弥散张量成像检查还能量化脊髓内病灶损害的严重程度，病灶内平均扩散率增加和各向异性分数降低。弥散张量纤维束成像可对白质纤维进行追踪，可以清晰地显示多发性硬化患者白质纤维的走行、形态及纤维数量。由于病灶对脑白质的影响，多发性硬化患者白质纤维数量可减少。多发性硬化患者脑内表观正常白质、表观正常脑灰质、视神经和脊髓都存在隐匿性损害，弥散张量成像检查能够提供白质微结构信息，更能全面评估多发性硬化患者脑损害的程度。弥散张量成像检查常被用于多发性硬化解剖连接的评估，对解剖连接影响最大的是可视病灶，解剖连接显著损害主要位于胼胝体、左侧前额叶和双侧尾状核头等区域。多发性硬化认知功能损伤相关的解剖连接下降主要位于前扣带回和丘脑前放射区。

5.磁化传递率检查

磁化传递率检查可定量分析脱髓鞘和髓鞘再生，通过计算结合水与自由水间的交换,间接反映大分子中水分子密度。磁化传递率下降提示脱髓鞘程度增加,磁化传递率增加提示髓鞘再生修复。磁化传递率检查异常可以早期预测新病灶的发生,在 T_2WI 病灶出现 1 年前就可以表现为明显的磁化传递率减低。磁化传递率变化程度是病灶严重程度的标志,磁化传递率轻度下降的病灶,可能在几个月后部分或完全恢复正常。在多发性硬化的不同亚型中磁化传递率的下降程度不同,磁化传递率下降还可预测多发性硬化的进展。

6.磁敏感加权成像检查

磁敏感加权成像检查通过相位差来观察生物组织间的磁敏感差异,可以更好地反映多发性硬化炎性斑块与小静脉的密切关系。近年来,高分辨磁敏感加权成像检查发现,在深部髓静脉走行区的大多数斑块有血管穿行或绕过,这些研究成果揭示了多发性硬化斑块的病理特征,即多发性硬化病灶沿着静脉周围分布,其形态与静脉的走行方向一致。磁敏感加权成像检查联合增强扫描可区分病灶的活动性和稳定性,活动性病灶,深部白质区的髓质静脉常扩张延长增多;慢性稳定性病灶的静脉减少。由于巨噬细胞吞噬含铁血黄素或由于病灶内出血,磁敏感加权成像检查还可以对病灶、基底节区、丘脑以及小脑齿状核的铁沉积进行定量分析。总之,磁敏感加权成像检查对脱髓鞘病灶的病理生理改变、疾病的严重程度的评估、发病机制的研究及其临床治疗的监测有一定的价值。

四、治疗

(一)药物治疗

1.糖皮质激素

多发性硬化复发时使用糖皮质激素治疗有益,糖皮质激素治疗短期内能促进急性发病的多发性硬化患者神经功能恢复,但延长糖皮质激素用药时间对神经功能恢复无长期获益且不良反应较大。

(1)作用机制:甲泼尼龙能加速多发性硬化发作期的缓解,但仍未完全清楚其具体的机制。目前可能的机制包括抗炎消肿、恢复血-脑屏障的完整性、诱导淋巴细胞凋亡、抑制抗体的合成。

(2)使用方法:急性发作期应采用早期、大量、短程甲泼尼龙脉冲式治疗,同时应根据多发性硬化的类型、病灶部位及其炎症的严重程度、复发频率及其严重程度等来调节甲泼尼龙的剂量、使用时间的长短、疗程等,坚持治疗个体化原则。甲泼尼龙脉冲式治疗主要用于复发-缓解型多发性硬化的治疗,继发进展型多发性硬化也可获得一定益处。

对于多发性硬化复发的治疗,静脉最低剂量甲泼尼龙为每天 500 mg,使用 5 天。也可考虑静脉滴注 1 g,每天 1 次,连用 3 天。儿童用量为 15～30 mg/kg,溶于 5% 的葡萄糖注射液中静脉滴注 3～4 小时。静脉滴注甲泼尼龙(1 g,每天 1 次,连用 3 天,而后改为口服并逐渐减量)可考虑治疗急性视神经炎。对于给予以前推荐的常规剂量甲泼尼龙治疗失败的患者,可考虑采取更高剂量治疗(最多每天 2 g,共 5 天)。甲泼尼龙脉冲式治疗疗程完毕后,可改服泼尼松片,逐渐减量。

(3)不良反应:短期大剂量甲泼尼龙冲击治疗引起的不良反应多是暂时的、剂量依赖的、可逆的。较常见的是短暂情绪障碍,包括焦虑、失眠、易激惹、神经症、头痛和肌痛等;短期代谢方面的改变包括血压升高、体重增加、血糖水平升高和低钾血症等,以及骨质代谢异常。慢性疾病用药时间较长,会导致骨密度下降,引起骨质疏松、骨折、无菌性骨坏死、高血压、高血糖、青光眼、白内障、肥胖、感染、动脉硬化、皮脂腺功能减退、加重或诱发消化道溃疡等。小剂量长期使用糖皮质激素可以通过促进蛋白质的分解过程引起脑萎缩。反复、间断静脉使用甲泼尼龙冲击治疗,对少数患者可引起可逆性记忆障碍。

2.β-干扰素

β-干扰素 1a 是糖基化的重组哺乳动物的细胞产物,与天然 β-干扰素的氨基酸序列完全相同;β-干扰素 1b 是大肠埃希菌产生的非糖基化细菌细胞产物,其 17 位丝氨酸被半胱氨酸所取代。

(1)作用机制:β-干扰素制剂能通过抑制 T 细胞的基质金属蛋白酶来抑制 T 细胞通过血-脑屏障,减少白细胞的增殖和抗原提呈,下调黏附分子的表达,调节细胞因子的产生、抗炎细胞因子转化,促进抑制免疫反应的细胞因子产生,抑制一氧化氮合酶产生而减轻一氧化氮对神经元的破坏作用等机制,调节机体的免疫系统功能。

(2)使用方法:①β-干扰素 1a。为皮下注射,44 μg,每周 3 次;起始剂量为 22 μg,每周 1～3 次。②β-干扰素 1b:皮下注射,250 μg,隔天 1 次;起始剂量为 62.5 μg,隔天 1 次。14%～20% 的多发性硬化患者长期用 β-干扰素治疗可产生中和抗体,降低 β-干扰素的疗效。

(3)不良反应:最主要的不良反应大多表现为流感样症状,如发热、肌痛、头痛、疲乏和寒战,注射后 3～4 小时出现,通常在 24 小时内自发改善。这些短暂性症状主要是由于炎症因子上调所致,通常可以使用非甾体抗炎药控制。治疗期任何时间均可能出现血小板计数降低、贫血、白细胞计数降低或转氨酶水平升高,因此应定期监测转氨酶和全血细胞计数。β-干扰素可能引发或加重抑郁症,因此尽可能避免用于有严重抑郁症病史的患者。

3.静脉注射免疫球蛋白

免疫球蛋白能显著减少每年疾病的复发率和进展,当复发-缓解型多发性硬化患者由于药物不良反应或伴发疾病的影响,不能耐受免疫调节疗法时,免疫球蛋白仍作为二线或三线治疗用药,特别是妊娠期不能使用其他疗法时。免疫球蛋白不适用于治疗继发进展型多发性硬化。在用甲泼尼龙治疗急性加重患者时,加用免疫球蛋白并不会增加疗效,同样不宜将该药用于治疗多发性硬化的慢性症状。

(1)作用机制:静脉注射免疫球蛋白治疗多发性硬化的作用机制尚未完全明了,目前认为与其通过多种途径发挥抗原特异性活性和免疫调节作用有关,包括中和血液循环中针对髓鞘蛋白的自身抗体;和 B 细胞表面的受体结合,减少抗体的产生;封闭巨噬细胞的 Fc 受体,抑制巨噬细胞介导的髓鞘吞噬作用;与调节性 T 细胞的受体结合,减少诱导性 T 细胞和 B 细胞;调节 Th1 和 Th2 细胞比例,通过下调或中和前炎症因子,减少细胞因子的产生;含有抗炎因子,减轻炎症反应;激活补体并与之相结合,从而减少补体与少突胶质细胞和髓鞘蛋白的结合。

(2)使用方法:用大剂量冲击治疗,0.4 g/(kg·d),5 天为 1 个疗程。如果没有疗效,则患者不宜继续使用;有疗效但不是特别满意,可继续每周使用 1 天,连用 3~4 周。

(3)不良反应:发生率低,多为较轻的一过性头痛、恶心、疲乏、下肢水肿等,偶见癫痫、偏头痛、视网膜坏死、急性肾衰竭、肺栓塞、脑栓塞、无菌性脑膜炎、急性心肌梗死等不良反应。

4.免疫抑制剂

(1)米托蒽醌:在多发性硬化的治疗中,米托蒽醌主要是作为一线的常规使用的免疫抑制剂发挥作用。采用米托蒽醌治疗原发进展型多发性硬化有一定疗效,具有延缓病程进展的作用。①作用机制:米托蒽醌与蒽环类抗生素结构类似,是主要影响转录的抗癌药物,其作用机制为直接嵌入 DNA 并与后者外围形成静电结合,并且对 RNA 聚合酶有抑制作用。在体外研究中,米托蒽醌降低了 $CD14^+$ 单核细胞和 $CD4^+/CD8^+$ T 细胞的移行(后者为轻度影响);使用稳定剂量的米托蒽醌治疗可以控制外周血单核细胞数量。米托蒽醌能对先天免疫产生影响:在体内和体外减少巨噬细胞增殖,通过诱导抗原提呈细胞的细胞程序性死亡干扰免疫功能,包括树突状细胞。此外,米托蒽醌通过减少 T 细胞和 B 细胞的增殖,抑制炎症细胞在中枢神经系统的移行,减少促进炎症反应的细胞因子的分泌等。②使用方法:按体表面积使用米托蒽醌 12 mg/m² 静脉滴注治疗多发性硬化,每 3 个月治疗 1 次,累积剂量不超过 140 mg/m²。③不良反应:接受治疗的患者白血病发生率(1:135)和心肌病发生率较高。

(2)硫唑嘌呤:可能降低多发性硬化患者的复发率,但对残疾的进展无效。此药可以降低第一年的复发率和维持病情缓解,并在之后的随访中也发现同样的效果。①作用机制。硫唑嘌呤是 6-巯基嘌呤的咪唑衍生物,在体内分解为 6-巯基嘌呤起作用,即通过嘌呤拮抗作用抑制 DNA 合成,从而阻滞淋巴细胞的增殖而产生免疫抑制作用。对 T 细胞的抑制作用较强,较小剂量即可抑制细胞免疫;大剂量则对体液免疫有一定作用。②使用方法:只有在无法口服时通过静脉给药,当口服疗法可以耐受时即应停用注射剂。剂量为 1~3 mg/(kg·d),根据患者对药物的反应和血液学指标调整剂量。治疗效果明显时,应减少维持量至可保持此治疗效果的最低水平。如用药后 3 个月内没有明显改善,应考虑撤换该药。老年患者用药的不良反应发生率较其他患者高,在使用该药时应注意从剂量范围的低限开始。伴有肝和(或)肾功能不全的患者,应采用剂量范围的下限。③不良反应:常见胃肠功能紊乱、骨髓抑制和肝毒性,通过监测可以预防及处理。此外,还有变态反应、带状疱疹病毒感染、生殖毒性和致癌风险等不良反应。

(3)环磷酰胺:环磷酰胺冲击治疗不能缩短进展型多发性硬化的病程,较年轻的进展型多发性硬化患者采用环磷酰胺冲击并追加治疗有一定的效果。环磷酰胺已被广泛用于多发性硬化的治疗,并且在几个研究中均证实其在所选患者中疗效稳定。①作用机制。环磷酰胺属于氮芥衍生物,通过烷化作用攻击核酸,和核酸形成交叉联结导致 DNA 生物活性减弱或丧失,致细胞分裂时不能被正确复制。对被抗原致敏后行有丝分裂、增殖的免疫活性细胞有直接杀伤作用,但不能杀伤记忆细胞,亦不能去除记忆性免疫应答。这种药物选择性地影响免疫反应的过程,如抑制辅助性 Th1 细胞的活性和增强辅助 Th2 细胞的应答;这2个机制被认为是环磷酰胺治疗多发性硬化时获益的原因。②使用方法:静脉滴注,每周 200 mg,6~12 次巩固治疗,总剂量不超过 10 g。③不良反应:由于对膀胱的毒性作用和导致恶性肿瘤的风险,限制环磷酰胺在多发性硬化早期的广泛应用。然而,在对 β-干扰素和醋酸格拉替雷治疗不耐受的活动期复发-缓解型多发性硬化及早期继发性、进展性、多发性硬化的患者中,环磷酰胺可以安全给药,且通常耐受性良好。常见不良反应包括白细胞计数降低、食欲减退、恶心呕吐、肝功能异常、脱发、口腔炎等;此外,大剂量环磷酰胺静脉滴注时如缺乏有效预防措施,可引起出血性膀胱炎,表现为膀胱刺激症状、少尿、血尿以及蛋白尿;接受脉冲式治疗的女性患者可能出现闭经;用药后继发恶性肿瘤的发生与累积剂量有关,当治疗剂量累积达到80~100 g时,必须进行肿瘤监控。

(4)环孢素:①作用机制。对整个免疫系统产生调节作用,可能通过减少外周免疫活性细胞,减少进入中枢神经系统的免疫细胞数量,从而抑制中枢神经系统脱髓鞘病变和维持髓鞘功能。②使用方法:口服给药为主,剂量为6.0~7.5 mg/(kg·d)。仅在患者不能口服时才考虑静脉给药,剂量应减为口服剂量的1/3。③不良反应:肾毒性和高血压发生率相对较高,是指导临床调整用药剂量的主要依据之一,部分患者用药后出现肌酐水平持续升高或抗高血压药物难以控制的血压升高,必须停止用药。

(5)醋酸格拉替雷:治疗复发-缓解型多发性硬化的一线药物。对于初始采用干扰素治疗有效,而后治疗失败的患者,必须把干扰素换为醋酸格拉替雷。最初使用醋酸格拉替雷,而后治疗失败的患者,应采用干扰素治疗。①作用机制:醋酸格拉替雷是在髓磷脂碱性蛋白中发现的一种无规则聚合物,由L-丙氨酸、L-谷氨酸、L-赖氨酸和L-酪氨酸4种氨基酸组成。该药将T细胞中促炎的Th1细胞转化为能抑制炎症反应的调控型Th2细胞。这些Th2细胞可以进入中枢神经系统,并通过所谓的旁观者效应抑制炎症活动,以及释放能发挥神经保护作用的神经营养因子。②使用方法:醋酸格拉替雷治疗多发性硬化的常规用法为20 mg,皮下注射,每天1次。不应静脉注射;每次选择不同的部位进行注射,同一部位尽量避免1周内注射2次;18岁以下患者慎用。③不良反应:一般认为这种治疗方法是安全的,没有必要进行常规实验室监测。常见不良反应包括注射部位的刺激反应,血管扩张、胸痛、心率加快、心悸、口腔或唇部溃疡、肝损害、恶心、腹泻、关节痛、肌张力增高或强直、呼吸困难、感觉异常(特别是眼部)、小便次数增多、月经周期改变等。在一些患者中,特别是在年轻女性,醋酸格拉替雷的不良反应是直接注射部位反应、注射后综合征,以及脂肪萎缩。

(6)芬戈莫德:①作用机制。芬戈莫德(鞘氨醇-1-磷酸)是一种受体阻滞剂,阻止活化的T细胞从淋巴结移出。②使用方法:从给药途径和降低并发症风险,如进行性多灶性白质脑病考虑,口服芬戈莫德联合那他珠单抗是一个有吸引力的治疗方案。标准剂量的芬戈莫德治疗多发性硬化是采取每天1次,口服0.5 mg。研究表明,剂量高于0.5 mg每天1次,会增加不良反应的风险而不提高疗效。③不良反应:该药用药经验有限,没有可用的长期不良反应的数据,因此需要比使用目前常规药物更加密切和全面随访患者。

5.单克隆抗体

(1)那他珠单抗:那他珠单抗是目前治疗复发-缓解型多发性硬化的有效药物:①作用机制。那他珠单抗是一种人源性单克隆抗体,特异性针对存在于粒细胞上的 α4 整联蛋白——极迟反应抗原-4 的组成部分。那他珠单抗与极迟反应抗原-4 结合,阻断极迟反应抗原与存在于血-脑屏障血管内皮细胞表面的配体-血管内皮细胞黏附分子的相互作用,从而大大减少了淋巴细胞和单核细胞由小静脉和毛细血管移行到炎症组织,防止出现新病灶,对已有病灶也有减轻炎症反应的作用,从而减少复发。那他珠单抗这一靶向性作用早期在实验动物模型研究中因能逐渐减少疾病活动而证实了其有效性。②使用方法:那他珠单抗300 mg,静脉滴注,持续 1 小时,每 4 周治疗 1 次。③不良反应:进行性多灶性白质脑病、肝损害、黑色素瘤。

(2)利妥昔单抗:①作用机制。减少循环 B 细胞数量,从而减少浆细胞形成以及后续的潜在致病性抗体的合成和分泌;减少 B 细胞作为致病性抗原提呈细胞发生作用,和(或)削弱其免疫调节作用。②使用方法:成人剂量为 375 mg/m² 静脉滴注,每周 1 次,连续 4 周。③不良反应:其发生与 B 细胞溶解后释放的细胞因子的作用有关,包括输液反应和感染。

(二)血浆置换

血浆置换是通过血浆置换装置分离患者的血浆和细胞成分,然后把血浆去除,细胞成分加入正常血浆或血清蛋白置换液后输回患者体内。血浆置换可清除血浆中各种致神经髓鞘毒性物质,包括髓鞘毒性抗体、抗原、免疫球蛋白的免疫复合物、炎症细胞因子、补体等,清除越早越多,临床症状改善越明显。但血浆置换只是清除已产生的致病因子,初始的免疫功能紊乱并无改变,当新的抗体、炎症细胞因子再次产生(血浆置换治疗后 4～6 周)时病情会复发,故血浆置换期间宜用大量激素,以防新的抗体产生及疾病复发。血浆置换用于多发性硬化急性期的治疗,一般不作为首选,常用作激素治疗无效时的替代疗法。多项临床试验已证实激素治疗无效的多发性硬化患者,血浆置换疗法可以明显改善临床症状,但是由于价格昂贵、实施复杂,血浆置换在多发性硬化急性期治疗中难以成为一线治疗,目前这种治疗方法的选择应限制在有严重复发的患者亚组或对皮质类固醇不耐受的患者。

(三)造血干细胞移植

造血干细胞是人体内最独特的细胞群,具有高度的自我更新能力、多向分化及重建造血和免疫的潜能,此外还有广泛的迁移和特异的定向特性,能优先定位于适应的微环境,并以非增殖的状态存在,缺乏 CD33、CD71 等相关抗原。造血干细胞移植治疗的原理是进行免疫重建,使其对中枢神经系统免疫耐受,以达到治疗目的。造血干细胞移植术比其他治疗方法更能改善临床症状。自体造血干细胞移植治疗的操作程序为先给患者注射粒细胞集落刺激因子和(或)环磷酰胺,以动员大量造血干细胞进入外周血液循环,并借助仪器等手段从血液中将其分离捕获。在收集足量干细胞后,使用细胞毒性药物,清除患者体内成熟的免疫活性细胞。最后,再将筹集的造血干细胞输回患者体内,使新生的免疫细胞对自身组织产生免疫耐受,重建机体的免疫系统。但干细胞移植术具有很高的风险,如治疗或护理不当,患者具有很高的病死率,因此应谨慎选择此项治疗。

(四)对症治疗

多发性硬化临床症状的治疗亦非常重要,症状减轻是患者自身评价疗效的指标,也是增加患者依从性的重要环节。

1.疲劳

在多发性硬化患者中较多见,治疗通常需要结合非药物性和药物性干预。认真查询患者产生疲劳感的原因,积极抗焦虑、抑郁,改善睡眠,镇痛,肢体康复锻炼等往往可以产生较好的疗效。部分患者需限制活动,尤其在下午,此时发生疲劳的可能性最大。小睡对多数患者很有帮助,训练计划对部分患者有效。此外,通常有必要给予药物治疗,常用药物包括口服金刚烷胺(100 mg,每天 2 次)和莫达芬尼(200 mg,每天 1 次)。安非他酮和选择性 5-羟色胺再摄取抑制药对一些患者有益,包括非抑郁症患者。

2.肌强直和痛性痉挛

痉挛的治疗应包括理疗和伸展训练,通常需要药物治疗,以达到对痉挛的理想处置。口服肌肉松弛药可以对症治疗,多与影响神经递质、受体有关,如抑制兴奋性递质谷氨酸、增强 γ-氨基丁酸的功能。巴氯芬是最常用药物,其他肌肉松弛药、抗癫痫药、苯二氮䓬类药物也可改善肌强直和痛性痉挛。对不能活动并伴有严重下肢痉挛的患者,当口服最大耐受剂量的药物仍无效时,可尝试鞘内给予巴氯芬。A 型肉毒菌素可能对局部痉挛有效。对以上治疗反应差的患者,可以给予神经阻滞,神经阻滞的疗效通常可持续数月或数年。

3.疼痛

神经痛的治疗首选抗惊厥药物,同时抗焦虑药物、抗抑郁药物也是不错的选择。苯二氮䓬类药物的疗效较前两者差,应用时注意剂量,较大的剂量有可能加重患者的疲劳感、头晕等症状。继发于姿势和肌张力异常的疼痛可予巴氯芬口服。

4.共济失调和震颤

共济失调和震颤可能为多发性硬化最难治疗的症状之一，可应用卡马西平、普萘洛尔、氯硝西泮等药物。但这些药物的疗效有限，且不同的临床试验结果并不一致。经药物治疗仍存在致残性震颤至少1年的稳定性多发性硬化患者，且无明显的认知功能障碍、言语吞咽问题或其他受累肢体功能缺损，可考虑试用深部脑刺激。

5.精神异常

合并抑郁症患者可应用选择性5-羟色胺再摄取抑制类药物、5-羟色胺和去甲肾上腺素再摄取抑制药以及心理治疗。欣快尚无明确有效的治疗方法，且多发生在疾病晚期。锂制剂或丙戊酸可用于治疗双相情感障碍，而阿米替林对强哭强笑有效。但有部分学者认为上述药物不适宜应用，因其可能加重疲劳、头晕等症状。

6.膀胱直肠功能障碍

抗胆碱能药物是膀胱过度活动症治疗中最关键的药物，当抗胆碱能药治疗无效或患者不能耐受时，予以去氨加压素可有效减少排尿和夜尿。对于逼尿肌和括约肌协同失调的患者，联合应用抗胆碱能药物和α肾上腺素受体拮抗药，可能会促进膀胱排尿。当不能耐受药物或进行自我导尿时，须留置导尿管，但要密切观察以防止泌尿道和外生殖器并发症的发生。对有轻度便秘的患者应鼓励其食用富含纤维的食物或纤维添加剂以增加粪便体积。添加轻泻药（如番泻叶）对便秘更严重的患者会有所帮助，而应用渗透性轻泻药（如乳果糖）可能会引起稀水样便。控制大便失禁最好是练习有规律地排便，同时联合药物和行为进行治疗。

7.性功能障碍

性功能障碍可应用改善性功能药物，选择性磷酸二酯酶抑制剂可提高勃起功能。安非他酮可提高部分健康无抑郁的男性及女性患者的性欲，亦可能对多发性硬化有益。女性可局部应用雌激素乳膏或一些润滑油以改善阴道干燥和阴蒂敏感性，非机械性震动按摩器和真空装置可能增加阴道润湿度、性高潮和满足感。

第十三章　脊髓小脑性共济失调

一、概述

脊髓小脑性共济失调是遗传性共济失调的主要类型。脊髓小脑性共济失调多在成年期发病，多为常染色体显性遗传，临床上以共济失调为主要表现。极少数为常染色体隐性遗传或 X 连锁遗传。病理改变以小脑、脊髓和脑干变性为主，其机制与多聚谷氨酰胺选择性损害小脑、脊髓和脑干有关。临床表现除小脑性共济失调外，可伴有眼球运动障碍、慢眼运动、视网膜色素变性、视神经萎缩、锥体束征、锥体外系体征、肌萎缩、周围神经病和痴呆等。

（一）发病机制

脊髓小脑性共济失调是由相应的基因外显子 CAG 拷贝数异常扩增，扩增的产物为多聚谷氨酰胺（脊髓小脑性共济失调 8 除外），通过多聚谷氨酰胺的毒性作用而致病。每一脊髓小脑性共济失调亚型的基因位于不同的染色体，有不同的基因结构和突变部位，例如脊髓小脑性共济失调 1 基因位于染色体 6q22～23，CAG 突变位于第 8 号外显子，脊髓小脑性共济失调 3 基因位于染色体 14q24.3～32，至少含有 4 个外显子，编码 960 个氨基酸残基组成 ataxia-3 蛋白，分布在细胞质中，CAG 突变位于第 4 号外显子。脊髓小脑性共济失调的共同机制是 CAG 的异常扩增，从而导致脊髓小脑性共济失调各亚型的临床表现相似。但可能还有其他因素参与而临床表现有所不同，脊髓小脑性共济失调 3 是我国最常见的脊髓小脑性共济失调亚型。

（二）病理改变

脊髓小脑性共济失调共同的病理改变主要是小脑、脑干和脊髓的变性和萎缩。肉眼可见小脑萎缩，重量减轻；脑干萎缩变细，以脑桥和下橄榄核明显；脊髓的颈段和上胸段也明显萎缩。镜下可见小脑浦肯野细胞、颗粒细胞脱失、齿状核细胞变性、基底节以及脑神经运动核细胞变性脱失等,小脑白质和 3 对小脑脚纤维脱髓鞘,脊髓小脑束、皮质脊髓束纤维脱髓鞘或轴索变性。各亚型也有其特点,如脊髓小脑性共济失调 1 主要是脊髓小脑束和后索受损,很少累及脊髓前角细胞及黑质;脊髓小脑性共济失调 2 以下橄榄核、脑桥和小脑损害为重;脊髓小脑性共济失调 3 主要损害脑桥和脊髓小脑束;脊髓小脑性共济失调 7 的特征是视网膜神经细胞变性。

二、临床表现与病变定位

(一)共同临床表现

脊髓小脑性共济失调是高度遗传异质性疾病,其共同临床表现有以下几点。

(1)多为 30~40 岁隐袭起病,缓慢进展,但也有儿童期与 70 岁以后起病者。

(2)首发症状多为下肢共济失调、步态不稳、突然跌倒,伴有或继发双手笨拙、意向性震颤、眼球震颤、眼慢扫视运动、痴呆和肌萎缩;查体可见肌张力障碍、腱反射亢进、病理反射阳性、深感觉减退。

(3)同一脊髓小脑性共济失调家系中发病年龄逐代提前,症状逐代加重,是脊髓小脑性共济失调非常突出的表现。即遗传早现现象,一般起病后 10~20 年患者不能行走。

(二)各亚型临床表现

(1)脊髓小脑性共济失调 1:主要表现为进展性行走不稳、吟诗样语言、吞咽呛咳、眼球震颤及慢眼动,也可见痴呆、周围神经病、肌张力障碍、震颤等表现。家系中可见到遗传早现现象。

(2)脊髓小脑性共济失调 2:除进展性步态不稳、言语含糊及吞咽困难等常见表现外,慢眼动、帕金森病、肌阵挛、腱反射减弱等表现,尤其是慢眼动相对其他亚型更为常见。遗传早现在脊髓小脑性共济失调 2 家系中同样存在。

(3)脊髓小脑性共济失调 3:最常见的脊髓小脑性共济失调亚型,在我国的比率超过 50%,在中国东部及东南部甚至高达 72%。其主要表现为小脑性共济失调、复视、眼外肌麻痹、凝视诱发眼球震颤、眼睑后退、面舌肌束颤、不同程度的锥体和锥体外系症状及周围神经病变。同脊髓小脑性共济失调 1、脊髓小脑性共济失调 2 一样,脊髓小脑性共济失调 3 的部分家系也存在遗传早现。

(4)脊髓小脑性共济失调 4:深感觉消失、针刺觉减退、跟腱反射消失。

(5)脊髓小脑性共济失调 5:病情进展非常缓慢,单纯的小脑共济失调的症状也较轻。

（6）脊髓小脑性共济失调 6：除小脑征、眼球震颤等主要表现外，发病较晚、进展缓慢、预后较好、复视、有时呈发作性共济失调是脊髓小脑性共济失调 6 相对其他亚型更为突出的一些表现。因脊髓小脑性共济失调 6 的致病基因 *CA-CAN1A* 的 CAG 重复在代间相对保守，故脊髓小脑性共济失调 6 罕见遗传早现现象。

（7）脊髓小脑性共济失调 7：除小脑征外，视网膜色素变性导致的视力下降及辨色力异常（红绿色盲）是脊髓小脑性共济失调 7 的显著特点，几乎所有脊髓小脑性共济失调 7 患者均有视力下降表现。显著的遗传早现是脊髓小脑性共济失调 7 的另一个特点，故可导致婴儿期发病（发病年龄＜2 岁）的患者，这些患者进展极为迅速，预后极差，多于发病 1 年内死亡。

（8）脊髓小脑性共济失调 8：常于婴儿期起病，发音困难、行走不能、癫痫发作。

（9）脊髓小脑性共济失调 9：共济失调伴癫痫发作。

（10）脊髓小脑性共济失调 10：单纯小脑症状，可伴发癫痫发作。

（11）脊髓小脑性共济失调 11：良性病程，腱反射亢进合并小脑综合征。

（12）脊髓小脑性共济失调 12：早期有上肢震颤，逐渐发展为头部震颤，共济失调步态，腱反射亢进，运动减少，眼球运动异常，晚期发展为痴呆。

（13）脊髓小脑性共济失调 13：表现为儿童时期发病的小脑性共济失调，中度精神发育迟滞，运动发育迟缓。

（14）脊髓小脑性共济失调 14：早期出现肌阵挛、共济失调。

（15）脊髓小脑性共济失调 15：轻度但明确的共济失调步态，书写困难，转身及眼球运动障碍。

三、辅助检查

（一）CT 检查

CT 检查显示小脑和脑干萎缩，尤其是脑桥和小脑中脚萎缩。

（二）MRI 检查

MRI 检查可见幕下结构异常，表现为脑干形态变细，小脑体积变小，沟裂增宽加深，半球小叶变细直呈枯树枝状。脑池与脑室扩大，脑桥小脑中脚与小脑 T_1WI 对称性高信号。基底节区异常表现为壳核萎缩，壳核背外缘 T_2WI 低信号或外侧缘缝隙样高信号。

(三)脑干诱发电位检查和肌电图检查

脑干诱发电位检查显示异常,肌电图检查显示周围神经损害。

(四)脑脊液检查

脑脊液检查正常。

(五)遗传学检查

确诊脊髓小脑性共济失调及区分各亚型需进行分子遗传学检查,检测相应基因 CAG 扩增的情况。

四、治疗

目前尚无特效治疗,对症治疗可缓解症状。

(1)左旋多巴可缓解强直及其他帕金森症状,金刚烷胺可改善共济失调,氯苯胺丁酸可减轻痉挛,毒扁豆碱或胞磷胆碱促进乙酰胆碱合成等,共济失调伴肌阵挛首选硝西泮,可试用神经营养药如三磷酸腺苷、肌苷、辅酶 A 和 B 族维生素等。

(2)手术治疗,可行视丘毁损术。

(3)理疗、康复训练可有裨益。

参 考 文 献

[1] 王为光.现代内科疾病临床诊疗[M].北京:中国纺织出版社,2021.

[2] 唐北沙.临床神经遗传病学[M].北京:人民卫生出版社,2023.

[3] 安德仲.神经系统疾病定位诊断[M].北京:人民卫生出版社,2018.

[4] 胡春荣.神经内科常见疾病诊疗要点[M].北京:中国纺织出版社,2022.

[5] 唐宇平,张军,黄小钦.临床神经病学:解剖、定位与诊断[M].北京:人民卫生
出版社,2021.

[6] 张晓娟,温预关,吴新荣,等.神经系统疾病与精神障碍[M].北京:人民卫生
出版社,2021.

[7] 樊书领,钟柳明,朱钦辉,等.神经内科疾病诊疗与康复[M].开封:河南大学
出版社,2021.

[8] 肖波.临床实用癫痫病学[M].北京:人民卫生出版社,2022.

[9] 程为平,李响,李冀,等.神经系统疾病诊疗与康复[M].北京:科学出版
社,2021.

[10] 张迎春.帕金森病及其他运动障碍性疾病的经颅超声[M].苏州:苏州大学
出版社,2022.

[11] 魏佳军,曾非.神经内科疑难危重病临床诊疗策略[M].武汉:华中科技大学
出版社,2021.

[12] 郭毅.神经系统疾病经颅磁刺激治疗[M].北京:科学出版社,2021.

[13] 季士顺.神经外科疾病诊断与治疗[M].武汉:湖北科学技术出版社,2023.

[14] 蔡志友.阿尔茨海默病血管基础[M].北京:科学技术文献出版社,2021.

[15] 唐树良,韩杰.神经系统三维坐标定位诊断学[M].沈阳:辽宁科学技术出版
社,2019.

［16］张化彪,韩新巍.神经症状定位鉴别诊断学 实践方法神经解剖病理生理何临床体征［M］.郑州:河南科学技术出版社,2021.

［17］张云馨.神经重症典型病例精析［M］.北京:中国科学技术出版社,2021.

［18］张孟.神经系统疾病临床诊治［M］.长春:吉林科学技术出版社,2022.

［19］刘初容,曾昭龙.神经系统疾病康复评定与治疗［M］.郑州:河南科学技术出版社,2022.

［20］高凤华,王玉祥,李广生,等.神经系统疾病理论与治疗实践［M］.哈尔滨:黑龙江科学技术出版社,2021.

［21］陈哲.常见神经系统疾病诊治［M］.天津:天津科学技术出版社,2020.

［22］胡青雷,高玉龙,张琦.重症医学研究与神经系统疾病诊断［M］.长春:吉林科学技术出版社,2021.

［23］高媛媛.神经内科常见疾病检查与治疗［M］.哈尔滨:黑龙江科学技术出版社,2021.

［24］胡鉴瑜,李京霞,刘东,等.射频热凝术与微血管减压术治疗三叉神经痛效果的 Meta 分析［J］.中国医学创新,2022,19(32):145-153.

［25］李冬梅.经颅磁刺激联合药物治疗阿尔茨海默病改善患者认知功能、精神行为症状及神经递质的效果［J］.中国临床医生杂志,2023,51(10):1183-1185.

［26］陈菲菲.免疫球蛋白对重症肌无力患者临床症状及免疫功能的影响［J］.中国医学工程,2022,30(08):63-65.

［27］张华,侍永伟.脑卒中后患者癫痫发作及其临床特点研究［J］.中外医学研究,2023,21(24):176-179.

［28］庞文渊,翟利杰,刘依琳,等.全球帕金森病综合治疗指南的分析［J］.中国临床药理学杂志,2022,38(21):2638-2643.